主动脉夹层诊治策略

主编 李叶阔 王显悦 张 本

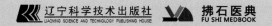

辽宁科学技术出版社
LIAONING SCIENCE AND TECHNOLOGY PUBLISHING HOUSE

拂石医典
FU SHI MEDBOOK

内容提要

本书共分九章，详细介绍了主动脉夹层的诊治策略，主要包括主动脉夹层的胚胎学基础、病理解剖与分型、病理生理、临床表现、辅助检查、治疗方式、术后监护及术后随访等内容。本书精选了主动脉夹层临床病例的影像学检查图片以及典型病例的详细资料，分别从影像及临床角度对主动脉夹层的诊治进行了详细的讲解和说明，适用于临床医学专业及医学与核医学专业本科生、研究生，从事心血管领域的超声医师、放射影像医师和技师及心血管内科、心血管外科临床医师阅读学习。

图书在版编目（CIP）数据

主动脉夹层诊治策略 / 李叶阔，王显悦，张本主编. — 沈阳：辽宁科学技术出版社，2023.8

　　ISBN 978-7-5591-3071-6

　　Ⅰ. ①主… 　Ⅱ. ①李… ②王… ③张… 　Ⅲ. ①主动脉疾病－诊疗　Ⅳ. ①R543.1

中国国家版本馆CIP数据核字（2023）第112637号

出版发行：辽宁科学技术出版社
　　　　　北京拂石医典图书有限公司
地　　址：北京海淀区车公庄西路华通大厦 B 座 15 层
联系电话：010-57262361/024-23284376
E－mail：fushimedbook@163.com
印 刷 者：汇昌印刷（天津）有限公司
经 销 者：各地新华书店

幅面尺寸：170mm×240mm
字　　数：162 千字　　　　　　　　印　张：11
出版时间：2023 年 8 月第 1 版　　　印刷时间：2023 年 8 月第 1 次印刷

责任编辑：陈　颖　　　　　　　　　责任校对：梁晓洁
封面设计：潇　潇　　　　　　　　　封面制作：潇　潇
版式设计：天地鹏博　　　　　　　　责任印制：丁　艾

如有质量问题，请速与印务部联系　　联系电话：010-57262361

定　　价：89.00 元

编委名单

主　　审　张卫达　向定成

主　　编　李叶阔　王显悦　张　本

副 主 编　罗　林　林　曦　于　浩　颜　涛　郭元星

编　　者　（以姓氏笔画为序）

于　浩　中国人民解放军南部战区总医院

王　飞　佛山市第一人民医院

王　青　广东省女子监狱医院

王　俊　中国人民解放军南部战区总医院

王　葵　中国人民解放军南部战区总医院

王小燕　河北省人民医院

王西林　空军军医大学西京医院

王盼盼　珠海市人民医院（暨南大学附属珠海医院）

王显悦　中国人民解放军南部战区总医院

韦国雄　广东省高州市人民医院

卢保华　中国人民解放军中部战区空军医院

田江克　北京和睦家医院

朱永胜　南方医科大学深圳医院

朱贤胜　中国人民解放军南部战区总医院

向定成　中国人民解放军南部战区总医院

刘　芃　南方医科大学珠江医院

孙鹏涛　广东省中医院番禺院区

李小荣　中国人民解放军南部战区总医院

李叶阔　中国人民解放军南部战区总医院

李志莲　广州市第一人民医院（华南理工大学附属第二医院）

李智力　海南省骨科医院超声科

杨淑君　陆军第 74 集团军医院

吴晓岩　中国人民解放军南部战区总医院

吴爵非　南方医科大学南方医院

邱　琼　中山大学附属第二医院

何晶玲　广东省中医院

张　本　中国人民解放军南部战区总医院

张　意　威宁县妇幼保健院

张广俊　南方医科大学顺德医院（佛山市顺德区第一人民医院）

张卫达　中国人民解放军南部战区总医院

张金霞　中国人民解放军南部战区总医院

张建兴　广东省中医院

陈　彦　南方医科大学珠江医院

林　曦　中国人民解放军南部战区总医院

罗　林　中国人民解放军南部战区总医院

金　鑫　空军军医大学西京医院

费洪文　广东省人民医院

骆玉姣　空军军医大学西京医院

秦　涛　南方医科大学顺德医院（佛山市顺德区第一人民医院）

顾晓龙　中国人民解放军南部战区总医院

钱洪津　中国人民解放军南部战区总医院

徐　琳　中国人民解放军南部战区总医院

栾　晶　青岛大学附属医院

高晓梅　珠海市人民医院（暨南大学附属珠海医院）

郭　珺　中国人民解放军南部战区总医院

郭元星　中国人民解放军南部战区总医院

郭旭峰　中国人民解放军南部战区总医院

黄　君　暨南大学附属第一医院（广州华侨医院）

章春泉　南昌大学第二附属医院

焦　健　中国人民武装警察部队山东省总队医院

赖碧银　珠海市人民医院（暨南大学附属珠海医院）

蔡泳仪　广州市荔湾中心医院

谭玉婵　阳江市人民医院

颜　涛　中国人民解放军南部战区总医院

鞠冠毅　东莞市仁康医院

主编助理　郭　珺

主编秘书　秦　涛

前　言

　　主动脉夹层是一种非常危险且极具有挑战性的心血管疾病，发病时死亡率可高达40%，如果未经及时诊断并正确治疗，死亡率每小时增加1%，年死亡率可高达90%。因此，主动脉夹层需要我们医务人员准确而敏捷地做出诊断，并采取及时和正确的治疗措施。这一疾病的复杂性和凶险性使得其诊治过程面临着巨大的挑战。

　　首先，主动脉夹层的症状和体征常常缺乏特异性，与其他心血管疾病相似。这使得正确诊断变得困难，容易导致误诊或延误诊断。因此，准确判断主动脉夹层的存在和类型至关重要，这需要医生具备深入的病理生理学知识和临床经验。其次，主动脉夹层的治疗需要综合考虑多个因素，包括患者的年龄、整体健康状况以及夹层的位置、大小、类型、并发症等。根据不同情况选择合适的治疗方式，例如手术修复、内科保守治疗或介入治疗，需要医生具备全面的知识和专业技能。此外，在主动脉夹层的治疗过程中，术后监护和随访也是极为关键的环节。有效的监测和管理可以帮助患者恢复并预防并发症的发生。因此，医生需要密切关注患者的病情变化，并与患者建立良好的沟通和合作关系。

　　随着医学的不断进步和技术的发展，主动脉夹层的诊治策略也得到了调整和改进，如影像学检查、介入治疗技术、个体化治疗策略、术后监护和随访等方面的进步。编者所在的解放军南部战区总医院是国内较早开展主动脉夹层手术修复和介入治疗的单位，编者在临床工作中经过多年不断学习和摸索，在主动脉夹层的诊治方面取得了较多的创新与进步，积累了丰富的诊治资料，因此起意撰写本书，希望为广大医务人员提供一份全面而实用的参考资料，使大家能够更好地应对主动脉夹层的诊治挑战。

　　本书详细介绍主动脉夹层的胚胎学基础、病理解剖与分型、病理生理、临床表现、辅助检查、治疗方式、术后监护及术后随访等内容。通过提供影像学检查图片和典型病例的详细资料，从实践角度对主动脉夹层的诊治进行深入讲解和说明。

本书旨在为临床医学专业及医学与核医学专业的本科生、研究生，以及从事心血管领域工作的超声医师、放射影像医师和技师，以及心血管内科和心血管外科的临床医师提供一份全面的指南。当今时代医疗技术飞速发展，本书中阐述的知识点还有很多局限性或疏漏之处，也敬请读者朋友们不吝批评指正。

最后，感谢所有参与本书撰写和出版的人员，以及家人和朋友们的支持和鼓励。没有你们的帮助，这本书将无法完成。

目　录

第一章

概　述

主动脉夹层（aortic dissection，AD）是指由于主动脉壁病变及高血压控制不良等原因导致主动脉壁内膜撕裂形成破口，血流经破口由主动脉腔（真腔）进入主动脉壁中层（假腔），使主动脉壁不同范围和程度地剥离的现象，亦称为主动脉夹层动脉瘤。

急性主动脉夹层是一种发病急、进展快、病情重、死亡率高的危重的主动脉疾病，未治疗者病死率很高，预后差。急性主动脉夹层起病后48小时内的死亡率高达50%，起病2周内的死亡率高达90%以上。主动脉夹层是一种严重威胁国人生命健康的危重症心血管疾病，也是最常见的主动脉疾病之一，严重影响着患者的生命安全和生存质量，同时给家庭和社会带来了精神上和经济上的双重压力。因此，及早诊断、尽快给予合理的治疗对于挽救主动脉夹层患者生命，维持夹层患者的家庭完整具有特别重要的意义。

欧洲的研究认为，主动脉夹层的年发病率为6/10万人～7.2/10万人。美国明尼苏达州的研究发现，所有急性主动脉病变（包括主动脉夹层、主动脉壁间血肿和穿透性主动脉溃疡）的年发病率为7.7/10万人，其中主动脉夹层的年发病率为4.4/10万人，而主动脉壁间血肿和穿透性主动脉溃疡的年发病率为3.3/10万人。斯坦福A型（Stanford A）在主动脉夹层中更常见，而斯坦福B型（Stanford B）在主动脉壁间血肿和穿透性主动脉溃疡中更常见。男性主动脉夹层的发病率约为女性的2倍，并随着年龄的增长而增加。女性发病年龄大于男性（女性：37～40岁；男性：32～35岁）。急性主动脉夹层国际注册（International Registry of Acute Aortic Dissection，IRAD）的数据显示，患有主动脉夹层的女性患者到达医院的时间更晚，其临床症状（比如昏迷和心脏压塞）比男性更重，死亡率也更高。由于有相当大比例（30%～50%）的主动脉夹层患者在发病当时或到达医院之前死亡，因此，基于医院的数据库低估了主动脉夹层的真实发病率。主动脉夹层患者的发病率在逐年升高，因主动脉夹层住院和手术的人数也逐年增多。依据2022年发布的《2021年中国心外科手术和体外循环数据白皮书》中的数据，全国2021年开展大血管手术37 179例，较2020年增加了7370例，增幅24.7%，大血管手术占心脏手术总数量的13.4%，大血管手术量连续多年呈现快速增长趋势。

由于主动脉夹层发病突然、进展快速、病情危重，因此结合临床表现、生化指标（如D-二聚体等）和辅助检查［主动脉计算机体层摄影血管造影（CTA）、心脏血管超声检查等］结果，及时作出准确的诊断是争取治疗机会、制订治疗方案和改善治疗效果的关键。其中，主动脉CTA检查是主动脉夹层诊断的金标准，也是使用最普遍的诊断方法。近20年来，在广大同仁的不懈努力下，主动脉夹层影像诊断的速度和准确率大幅提高，大大节省了诊断和术前准备时间。

孙氏手术、胸主动脉腔内修复术（TEVAR）等治疗手段的发展提高了主动脉夹层手术的成功率，改善了主动脉夹层患者的治疗效果。针对不同分型及临床特点的主动脉夹层患者，医师可以选择相应的治疗方案，丰富了治疗策略，提高了术后生存率，减少了术后并发症。A型主动脉夹层在排除手术禁忌证（如昏迷、大面积脑出血或脑梗死、肠缺血坏死等）的情况下通常建议进行紧急手术。而无并发症的B型主动脉夹层通常进行药物治疗，以充分地镇静镇痛，控制心率、血压达到目标范围。胸主动脉腔内修复术（TEVAR）通常用于复杂的B型主动脉夹层。急性主动脉夹层国际注册（IRAD）的数据表明，A型主动脉夹层的住院死亡率从1995年的31%下降到了2013年的22%，这主要与A型主动脉夹层的手术死亡率从25%下降至18%有关。而同期B型主动脉夹层的住院死亡率的变化不大（12%升至14%）。

考虑到主动脉夹层是一种终身疾病，涉及整个主动脉系统，对于术后患者，应采用药物治疗获得最佳血压（≤120/80mmHg）和心率（≤60次/分）控制，并进行影像学（超声、主动脉CTA和MRI）随访，以防止出现主动脉相关的主要并发症和死亡。

本书从临床角度出发，以多学科专家多年积累的临床资料为基础，结合自身诊疗经验，介绍了主动脉夹层疾病的解剖改变、临床表现、诊断方法、临床分型、治疗监护、术后护理及术后随访等相关知识，以及一些操作技巧，以加深临床工作者对主动脉夹层的认识，为主动脉夹层的诊治规范提供参考。

主动脉瓣及主动脉

主动脉瓣及主动脉的解剖结构从胚胎发育到成年内环境稳定，在形态遗传学上是相关的，在功能上是一致的。了解主动脉瓣及主动脉的胚胎发育、解剖结构、生理学等对认识主动脉夹层尤为重要。

第一节　主动脉瓣及主动脉的胚胎发育

一、主动脉瓣及升主动脉的胚胎发育

在胚胎发育第5周时，在动脉干和心球内面出现两条由心内膜局部增厚形成的纵嵴，称为动脉干嵴（truncal ridge）和心球嵴（bulbar ridge）。嵴呈螺旋走行，两个相对的嵴相互愈合形成主–肺动脉隔（aortico–pulmonary septum），主–肺动脉隔将主动脉干和心球分隔为互相缠绕的两条管道，即升主动脉和肺动脉干（图2–1–1）。

升主动脉动脉起始处的心内膜组织增厚形成三个薄片状隆起，主动脉瓣的内膜细胞和圆锥垫经历上皮向间叶组织的转化过程，新生成的间叶细胞迁移至圆锥垫部，间充质重构、延伸，形成原始瓣膜结构，进而发育成较薄的主动脉瓣。

二、主动脉弓及降主动脉的胚胎发育

血管系统出现在胚胎发育第3周中期。胚胎的动脉系统包括主动脉弓和成对的背主动脉。

主动脉在胚胎发育第3周开始发生，主动脉的形成是与原始心管相关的复

4

杂过程。每条原始主动脉由腹侧段和背侧段组成，通过第一主动脉弓连续。两条原始腹主动脉融合形成主动脉囊，两条原始背主动脉融合形成降主动脉。在胸腔内，降主动脉向胸壁发出后外侧节间支（未来为肋间动脉）。在腹部，降主动脉发出外侧支（至肾上腺、肾和性腺）、后外侧节间（腰）支和肠管腹侧支（发育为腹腔动脉、肠系膜上动脉和肠系膜下动脉）。

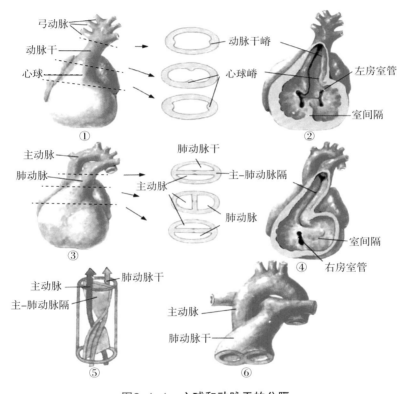

图2-1-1 心球和动脉干的分隔

胚胎发育第4周鳃弓发生。分布于鳃弓内的动脉称为弓动脉。弓动脉起自原始腹主动脉融合形成的主动脉囊，在鳃弓内走向背侧，与同侧的原始背主动脉相连。弓动脉相继发生6对，胚胎发育第6~8周，弓动脉相继演变为成体动脉的基本布局，同时，右侧背主动脉随之消失（图2-1-2）。

1. **第Ⅰ对弓动脉** 退化消失，但与其相连的一段背主动脉不退化，参与颈外动脉和上颌动脉的形成。

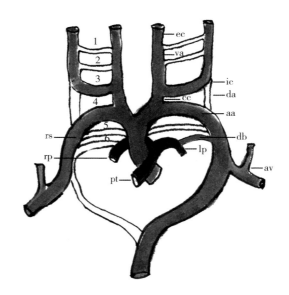

1~6分别代表第Ⅰ~Ⅵ对弓动脉；aa，主动脉弓；va，腹主动脉；da，背主动脉；cc，颈总动脉；ic，颈内动脉；ec，颈外动脉；rs，右锁骨下动脉；av，椎动脉；pt，肺动脉干；rp，右肺动脉；lp，左肺动脉；db，动脉导管

图2-1-2 主动脉弓及其分支的发育示意图

2. 第Ⅱ对弓动脉 退化消失，但与其相连的一段背主动脉不退化。

3. 第Ⅲ对弓动脉 其近侧段及部分主动脉囊形成颈总动脉，远侧段以及第Ⅲ对弓动脉相连的背主动脉形成颈内动脉。颈外动脉是由第Ⅲ对弓动脉发生的分支形成。第Ⅲ、Ⅳ对弓动脉之间的背主动脉逐渐萎缩消失。

4. 第Ⅳ对弓动脉 左侧第Ⅳ弓动脉形成左颈总动脉与锁骨下动脉之间的正常左位弓段，弓的近侧段来自主动脉囊左侧半，远侧段来自左侧背主动脉。右侧第Ⅳ弓动脉演变成右锁骨下动脉的近侧段。右锁骨下动脉的远侧段来自右侧背主动脉和右侧第7节间动脉。左锁骨下动脉来自左侧第7节间动脉，后来其起点向颅侧移位，最后定位于左颈总动脉起点附近。

5. 第Ⅴ对弓动脉　发育不全并很快完全退化。

6. 第Ⅵ对弓动脉　其近侧段形成左、右肺动脉的基部，左侧的远侧段保留形成动脉导管，右侧的远侧段退化消失。胚胎发育第8周，心脏向尾部移行，第7节间动脉扩大，向头侧移行，形成远端锁骨下动脉。左侧锁骨下动脉完全来自左第7节间动脉，而右侧锁骨下动脉部分来自右侧第Ⅳ弓动脉和右背主动脉。右背主动脉根部（右锁骨下动脉和降主动脉之间）和右动脉导管离开正常的左位主动脉弓退化消失。

第二节　主动脉瓣及主动脉的解剖结构

一、主动脉瓣的解剖结构

正常主动脉瓣功能结构是由瓣叶、瓣环、瓣间纤维三角和窦部所组成，而主动脉瓣的解剖结构仅为瓣叶和瓣环（图2-2-1）。

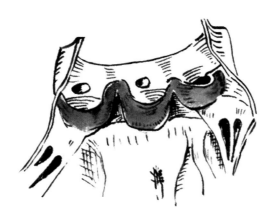

图2-2-1　主动脉瓣解剖示意图

1. 主动脉瓣叶　主动脉瓣叶为独立的三个半月状膜样组织，其基底部附着于呈弧形弯曲的瓣环上。

三个瓣叶依据其各自的瓣窦内有无左、右冠状动脉开口，分别称为左冠状瓣、右冠状瓣和无冠状瓣。同一个体，主动脉瓣三个瓣叶面积、宽度、高度存在差异，在确定瓣叶成形时，应视具体情况做修剪。

2.主动脉瓣环　主动脉瓣环为瓣叶基底部附着于主动脉壁上的纤维组织，由三个弧形环连接而成，呈波浪状附着于主动脉壁，代表主动脉和左心室之间的血流动力学部位。主动脉三个瓣环弧状的最低部沿主动脉内壁连成一圆形连线称为基底线，也是三个瓣间纤维三角底部的连线，是主动脉和左室流出道的分界线。置换主动脉瓣时，缝线必须缝在瓣环上，否则将使瓣膜固定不可靠，容易并发术后瓣周漏。

3.瓣间纤维三角　主动脉瓣间三角解剖位置为两个主动脉瓣环间的三角，其底部为主动脉瓣环最低点的连接，即主动脉基底线。组织学上主要为增厚的胶原纤维和弹力纤维。主要作用是支持相近两个瓣环。如果瓣间纤维三角的胶原纤维组织发生退行性变，可导致主动脉瓣环扩张及主动脉瓣脱垂。

4.主动脉窦（Valsalva窦）　主动脉窦是重要的心脏外科解剖结构，由主动脉瓣叶、瓣环和瓣叶相对应的主动脉壁组成，三者形成向上开口的袋状腔，向外呈壶腹样膨出。窦的下界为主动脉瓣环，外侧壁为主动脉壁，内侧壁为瓣叶，上界为主动脉嵴或称为窦管嵴（sinutubular ridge），是瓣叶完全开放时与主动脉内壁所形成的闭合线，相当于三个瓣叶交界顶部沿主动脉内壁的连接线。窦的高度是指主动脉瓣环的最底部至主动脉嵴的距离，正常人约15mm。制作生物瓣支架时需要考虑主动脉窦的高度。

主动脉窦依据有无左、右冠状动脉开口，分为左冠状动脉窦（简称左冠窦）、右冠状动脉窦（简称右冠窦）和无冠状动脉窦（简称无冠窦）。左、右冠窦的上界相当于主动脉嵴的位置，有左、右冠状动脉开口。左、无冠窦的外侧均为主动脉壁，而右冠窦的外侧壁一部分为圆锥间隔的肌性组织所构成。

主动脉瓣置换术中应特别注意左、右冠状动脉的开口高度，人造瓣膜缝环缝合固定位置应低于冠状动脉开口，避免引起冠状动脉血流阻塞。平卧位时，右冠状动脉开口于前方（上方），体外循环开放主动脉阻断钳时，应在主动脉前壁右冠状动脉的主干部向后压住其开口，防止主动脉根部残留的空气进入右冠状动脉造成空气栓塞。

二、主动脉瓣下结构

1. 与二尖瓣的关系　主动脉的左冠瓣与无冠瓣瓣环下方为致密的纤维组织，向下延伸为二尖瓣前瓣瓣环及瓣叶，共同构成左室流出道与流入道之间的唯一分界。将主动脉左冠瓣叶、无冠瓣叶及其瓣环和二尖瓣前瓣作为一个整体，称之为主动脉-心室膜。当主动脉瓣严重钙化时，钙化区可延伸至二尖瓣前瓣，在清除钙化时应注意避免损伤二尖瓣。主动脉瓣置换时，如缝合瓣环进针过深，可损伤二尖瓣。

2. 膜样间隔　主动脉右冠瓣环和无冠瓣环交界的下方，肌部室间隔的上方有一片很小的区域由膜样组织构成，位于左、右心腔之间，称为膜样间隔。主动脉瓣手术缝合无、右冠瓣瓣环时，若进针过深，可损伤走行于膜部室间隔下方的希氏束及左、右束支。

3. 纤维三角　主动脉瓣三个交界的瓣环之间有少量的纤维组织相连接，称为瓣间三角。主动脉瓣环是心脏纤维支架的组成部分，与肺动脉瓣环借圆锥韧带相连，而与二尖瓣及三尖瓣环之间则有左、右纤维三角。

4. 主动脉瓣下肌肉组织　主动脉瓣下没有完整的圆锥部肌肉结构，仅在肌部室间隔前方和左心室侧壁的一部分，构成左室流出道的前半周为肌性结构。当主动脉瓣下肌肉高度肥厚时，可导致瓣下狭窄，往往需要手术切除才能疏通流出道梗阻。

三、主动脉的解剖结构

主动脉是一个结构复杂的器官，始于球状根部，循着身体长轴，呈拐杖形，走行于胸部及腹部，直达髂动脉分叉。主动脉包括5个主要解剖节段：主动脉根部、升主动脉、主动脉弓、降胸主动脉和腹主动脉（图2-2-2）。

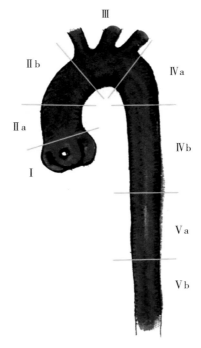

图2-2-2　正常主动脉的CT三维重建示意图，其组成部分：Ⅰ＝主动脉根部，Ⅱ＝升主动脉（分为Ⅱa、Ⅱb），Ⅲ＝主动脉弓，Ⅳ＝降胸主动脉（分为Ⅳa、Ⅳb），Ⅴ＝腹主动脉（分为Ⅴa、Ⅴb）

1. 主动脉根部（Ⅰ）　主动脉近心端的部分，范围为下至基底线，上至窦管嵴，包括主动脉瓣环、主动脉瓣叶、瓣间三角、冠状动脉口及主动脉窦。主动脉夹层分离可扩展到主动脉根部和邻近组织。窦管嵴（也称窦管交界）是主动脉根部（Ⅰ）和升主动脉（Ⅱ）的分界标志，其位置是主动脉三个瓣叶交界的顶端在主动脉内壁的连线，即三个瓣叶完全开放附着在主动脉内壁时，三个瓣叶上缘的连线。大体观察时，窦管嵴为主动脉内壁细小的隆起；组织学观察时，则是内膜下纤维组织的增生带。

2. 升主动脉（Ⅱ）　自窦管交界延伸至头臂干开口处。从窦管结合处到肺动脉水平为Ⅱa，自肺动脉水平到头臂干开口处为Ⅱb。

3. 主动脉弓（Ⅲ）　从头臂干延伸至左锁骨下动脉。

4. 降胸主动脉（Ⅳ）　从左锁骨下动脉开口远端至膈肌，其中从左锁骨下动脉开口处至肺动脉水平为近端（Ⅳa），从肺动脉水平至膈肌为远端（Ⅳb）。

5. 腹主动脉（Ⅴ）　从膈肌延伸至髂动脉分叉处，其中从膈肌至肾主动脉开口处为近端（Ⅴa），从肾动脉开口处至髂动脉分叉处为远端（Ⅴb）。

第三节　主动脉瓣与主动脉的组织学

一、主动脉瓣的组织学

主动脉瓣叶外观菲薄，呈半透明状，由瓣膜细胞和细胞外间质组成。主动脉瓣瓣膜细胞包括瓣膜内皮细胞和瓣膜间叶细胞。主动脉瓣细胞外间质由纤维层、海绵层和房/室层组成。

1. 瓣膜细胞

（1）瓣膜内皮细胞：在心室面呈扁平单层排列，在心房面呈立方形排列，覆盖在瓣叶和与瓣叶相延续的心内膜以及主动脉的内皮细胞上，通过机械传导旁路来感知动态应变及剪切力状况，调节瓣膜的多种功能：①炎症反应；②血栓形成/血小板聚集；③成纤维细胞的收缩和迁移引起机械运动；④组织修复和重塑；⑤基因表达（主动脉侧的早期钙化）。

（2）瓣膜间叶细胞：包括平滑肌细胞、成纤维细胞和点缀分布于细胞外间质之间的成肌纤维细胞。瓣膜间叶细胞对环境所引起的生物化学和生物物理学刺激极为敏感，在瓣膜的重塑和瓣膜病变时出现收缩和迁移，瓣膜内皮细胞通过调节瓣膜间叶细胞的表型来适应剪切力、机械力的变化，从而维持瓣膜内环境的稳定和细胞外基质的重构。

2. 细胞外间质

（1）纤维层：紧邻主动脉窦（或二尖瓣心房侧），由纤维胶原蛋白沿圆周方向致密排列，Ⅰ、Ⅱ、Ⅲ型胶原蛋白形成薄纤维网状嵌入结构，并与其他细胞及细胞外间质成分相互作用，主动脉瓣关闭状态下维持主动脉瓣的正常拉伸强度。外膜中的成纤维细胞合成富含胶原的细胞外基质，有助于在极高的压力下防止血管破裂。

（2）海绵层（中间层）：由黏多糖和蛋白多糖组成。在瓣膜中，蛋白多糖的水合性质使得营养物质和氧气能够通过无血管组织扩散，并与胶原蛋白等物质相互作用，在瓣叶的弯曲和拉伸过程中形成缓冲区。

（3）房/室层：是由弹力蛋白和胶原蛋白形成的薄层结构，面对着血液流动，绝大多数弹力纤维呈放射状排列，使瓣叶具有弹性。弹性蛋白对血管平滑肌细胞有抗增殖作用，而活性弹性蛋白降解产物促进血管平滑肌细胞钙化。

细胞外间质成分直接影响瓣膜的生物力学和最终的组织功能。由VICS介导表达基质降解酶，细胞外间质沉积与降解相互作用，从而使主动脉瓣膜的细胞外基质重塑。

二、主动脉的组织学

主动脉是人体最大最坚韧的动脉，主动脉壁由薄的内层（内膜）、厚的中层（肌层）和稍薄的外层（外膜）三层结构组成。有内皮细胞排列的主动脉内膜菲薄、易损，很容易因外伤而破损。正常升主动脉血管组织中膜很厚，一般有40～70层弹力膜，各层弹力膜之间由弹性纤维（维持血管膨胀性）相连，中膜中还有环形平滑肌（维持张力）和少量胶原纤维（维持中层的张力）以及黏多糖（纤维组织的基质）。肌层不仅能提供力量支撑，还有可扩张性及弹性，有利于主动脉的循环功能。外膜由疏松结缔组织构成，细胞成分以成纤维细胞为主。

主动脉瘤样扩张血管壁局部弹性纤维变细、缺损、间隙增大、细胞成分减少，大多数是由于主动脉瓣关闭不全或狭窄，血流对血管壁长期冲击造成的。这种压力负荷增加了对血管的作用，血管壁受力不均一，导致血管壁局部弹性病变、细胞有形成分减少。Stanford A型升主动脉血管组织中弹性纤维及胶原纤维稀疏、减少、断裂，结构紊乱，中膜平滑肌细胞凋亡明显增加，炎性细胞浸润。

第四节 主动脉瓣与主动脉的生理学

一、主动脉瓣的生理学

主动脉瓣的生理作用是保持血流呈单向流动，完成血液循环。主动脉瓣的正常启闭主要是由血流的流向及跨瓣压差所致。在心室等容收缩末期，心室射血期开始时，心室内压超过瓣上的动脉压，瓣叶开放。但血流通过瓣口流入较宽的血管腔时，产生涡流，瓣窦内涡流的作用使开放的瓣叶不贴在动脉壁内，而是呈漂浮状。这一特性使瓣叶可随动脉腔内压的降低而迅速关闭。对主动脉瓣而言，可防止瓣叶紧贴主动脉内壁，阻塞冠状动脉开口。当心室射血减少至终末时，动脉腔内压大于心室压，而向心室方向反流，使瓣叶迅速关闭，防止血液反流入心室腔内。

二、主动脉的生理学

主动脉既是一个管道也是一个存储器，它的弹性使其在收缩期扩张，在舒张期回缩。因此，在正常情况下，收缩末期时左室输出量的很大一部分（至少50%）储存在主动脉里（大部分在升主动脉）。舒张期主动脉储存的血液会向前推进至外周循环。这种存储器的作用对于维持整个心脏周期中血流及动脉压是很重要的。因为胸主动脉中层比腹主动脉拥有更多的弹性蛋白，所以它有更大的扩张性。

由于与疾病状态有关的弹性蛋白和胶原蛋白会随年龄增长而退行变性，主动脉的可扩张性随之衰退。在左室收缩期，主动脉壁顺应性减低导致收缩压及脉压差的增加，继之主动脉扩张及延长。主动脉顺应性可以通过测量主动脉的容量随着与其同步变化的主动脉压力的变化来估计，也可通过测量随主动脉压力变化（比如可扩张性）而产生的心脏周期中局部主动脉内径及面积变化来评估，或者通过区域性的脉搏波传播速度来评估。

主动脉根部与升主动脉不是被动的血液通道，而是主动参与心血管的功能。正常的主动脉根部是一个有弹性、可膨胀的结构，窦部血流特征是促进主动脉瓣的关闭，在舒张期维持血液的向前流动。

第五节　主动脉瓣与主动脉的流体力学

一、主动脉瓣的流体力学

主动脉瓣的启闭是在瓣膜周围的血液施加于瓣叶的力的作用下发生的被动运动。主动脉瓣的开启与关闭过程可分为四个阶段。

1. 开启阶段　心室收缩使心室内压力大于主动脉内压力，主动脉瓣开放，血液加速流动，瓣叶的阻力可忽略不计。

2. 漩涡形成阶段　血液通过主动脉瓣流速达到峰值之前，瓣叶移动至窦管嵴完全开放，血液在窦内形成漩涡。血液沿窦壁折返，使瓣叶不紧贴主动脉壁。

3. 减速阶段　主动脉窦内的漩涡对瓣叶提供一种推力，当血液减速时，反向压力梯度使窦内漩涡强度增大，从而使瓣叶部分闭合。

4. 反向流动使瓣膜完全关闭　当流速降至零后，随即发生反向流动，使已部分闭合的瓣叶完全关闭。

对于主动脉瓣的关闭，主动脉窦内的漩涡是必不可少的条件，主动脉窦部在主动脉瓣关闭中起着决定性作用，正常主动脉瓣关闭时不存在反流。

二、主动脉的流体力学

由于主动脉的形状不规则、个体之间的差异及直接生理参数难以获得，导致主动脉的血流动力学研究非常复杂。主动脉血流动力学数值模拟能方便地得出复杂的血流参数，有效协助研究人员及医务人员更清楚地认识血液流场中特定区域的血流动力学特点，从而对主动脉的各种疾病进行病因学探讨，指导疾病的临床诊治和预后预测，是目前最行之有效的研究主动脉血流动力学的方法。

正常人主动脉数值模拟发现，收缩期的血管壁面压力比舒张期的壁面压力具有更大的数值和变化幅度，升主动脉壁面压力较主动脉弓、降主动脉有更大量值和变化幅度，主动脉弓和降主动脉的交界处存在明显的压力差，同一截面外侧壁的压力明显高于内侧壁的压力。主动脉弓内侧壁的壁面剪切力比外侧壁的壁面剪切力大很多，且变化幅度大。血流速度受到胸主动脉血管锥度角、弓状弯曲及分支血管的分流影响而发生明显差异，主动脉弓与分支血管交界面远心端的血流速度明显高于近心端的血流速度。收缩期出现的是单向流线高速血流，而舒张期出现多处涡流流线。

数值模拟发现左锁骨下动脉发出点以下2~3cm处的局部区域内血流速度和压力变化剧烈，与临床主动脉夹层易发生区域相吻合。

主动脉夹层复杂多变，单纯依靠既往的影像学评估获得解剖参数已不能满足了解疾病发生、发展的需求，进一步了解主动脉夹层的功能学参数，有利于临床疾病近远期评估和手术方案设计。

参考文献

[1]　张宝仁, 徐志云.心脏瓣膜外科学[M].北京:人民卫生出版社,2007: 19-24.

[2]　高茂英, 李和.组织学与胚胎学[M].第2版.北京: 人民卫生出版社, 2010: 132-135.

[3]　王新房.超声心动图学[M].第4版.北京: 人民卫生出版社,2012: 470-493.

[4]　Krishnamurthy VK, Godby RC, Liu GR, et al.Review of molecular and mechanical interactions in the aortic valve and aorta: implications for the shared pathogenesis of aortic valve disease and aortopathy[J]. J Cardiovasc Trans Res, 2014,7（9）:823-846.

[5]　Yacoub MH, Kilner PJ, Birks EJ, et al. The aortic outflow and root: a tale of dynamism and crosstalk[J].Ann Thorac Surg,1999,68(3 Suppl):S37‐S43.

[6]　Majesky MW, Dong XR, Hoglund V, et al. The adventitia: a dynamic interface containing resident progenitor cells[J]. Arterioscler Thromb Vasc Biol, 2011；31(7):1530‐1539.

[7]　Duran CM, Gunning AJ. The vascularization of the heart valves: a comparative study[J]. Cardiovasc

Res,1968,2(3):290 - 296.

[8]　Simionescu DT, Lovekamp JJ, Vyavahare NR.Glycosaminoglycan degrading enzymes in porcine aortic heart valves: implications for bioprosthetic heart valve degeneration[J].J Heart Valve Dis, 2003,12(2):217 - 225.

[9]　Li DY, Brooke B, Davis EC,et al. Elastin is an essential determinant of arterial morphogenesis[J]. Nature, 1998,393(6682):276 - 280.

[10]　Aikawa E, Aikawa M, Libby P, et al. Arterial and aortic valve calcification abolished by elastolytic cathepsin S deficiency in chronic renal disease[J]. Circulation, 2009,119(13):1785 - 1794.

[11]　李永生,董智慧,符伟国,等. 主动脉血流动力学数值模拟研究进展[J]. 中华实验外科杂志,2014,31(1):217-218.

[12]　陆树样, 洪涛, 王春生, 等.Stanford A型主动脉夹层继升主动脉瘤样扩张血管组织结构的特点[J]. 复旦学报, 2010,37(5): 531-534.

第三章

主动脉夹层的病因、分型和临床表现

第一节　主动脉夹层的病因

主动脉夹层是一种致死性心血管急症，它的发生是主动脉中膜结构异常和血流动力学异常共同作用，并形成恶性循环导致的结果。

一、基本病因

随着年龄增长，人类主动脉血管壁会出现顺应性下降，血管弹性变差。此时血管内的血流对血管壁造成的压力和剪切力也会逐渐增大，高血压等启动因素进一步损伤血管壁，使主动脉血管内壁出现破口，血液从破口流入血管壁内，导致内膜和外膜分离，最终形成主动脉夹层。

二、诱发因素

1. 高血压与高龄　临床中高血压是发生主动脉夹层最为重要的危险因素。根据报道，50.0%～75.0%的主动脉夹层患者有高血压病史。无论主动脉夹层是否具有遗传倾向，动脉高血压均是其一个主要的危险因素。动脉高血压可直接作用于主动脉壁，也可以通过促炎作用间接地影响主动脉壁外膜和内膜。高血压病患者的白介素-6（IL-6）、IL-8、单核细胞趋化蛋白-1（MCP-1）、血管内皮生长因子（VEGF）和基质金属蛋白酶-2（MMP-2）及MMP-9的血清水平均表达增高，说明动脉高血压可提高促炎状态，使基质降解，血管壁中膜结构变化、薄弱，而最终导致主动脉壁剥离，主动脉夹层形成。

高血压治疗效果不佳，甚至血压波动剧烈时，主动脉夹层的发病率明显增高。此外，随着年龄增长，尤其是老年人口比例增高，本病的发病率也增高，这可能与年龄增长造成血管壁结构异常有关。

2. **动脉粥样硬化**　主动脉粥样硬化本质上是血管壁的衰亡。主动脉内膜硬化斑块发生破裂时，容易导致主动脉夹层，尤其是伴有长期吸烟史、高血脂和糖尿病等合并症的患者。一般而言，动脉硬化可能影响血管中层的滋养血管，容易导致血管狭窄闭塞，动脉中层营养不良，镜下平滑肌细胞和弹性纤维发生变性、断裂，甚至溶解乃至消失，主动脉中层结构薄弱，促使主动脉夹层发生。有学者采用分子和免疫组织化学技术，在主动脉夹层患者主动脉血管样本的中膜和外膜内发现了由激活的巨噬细胞和T淋巴细胞、B淋巴细胞组成的免疫炎性浸润。一些其他研究证实，中膜内的巨噬细胞聚集及活化是主动脉夹层早期阶段的关键事件。巨噬细胞能释放和调节促炎细胞因子和MMP的活性，进而在基质降解方面发挥十分关键的作用。此外，还有学者们报道，观察到一些巨噬细胞因子和MMP，如IL-6、IL-8和MMP-12都极大地参与了腹主动脉瘤和主动脉夹层的发生过程。但是，这些细胞因子在一些炎症疾病中的表达十分广泛，它们与主动脉夹层疾病的确切致病关系尚难以确定。

3. **遗传性血管病变**　遗传性血管病变是主动脉夹层的又一致病因素，马方综合征患者主动脉夹层发病风险明显升高，其他疾病包括Loeys-Dietz综合征、家族性胸主动脉瘤综合征、主动脉瓣二瓣畸形、先天性主动脉缩窄等在内的遗传性血管病变，也可增加主动脉夹层发病风险。马方综合征患者最常见的基因突变是原纤蛋白-1基因突变，这会增加转化生长因子（TGF）-β的产生，加强血管紧张素Ⅱ和MMP的活性，尤其是MMP-2、MMP-9、MMP-11、MMP-14、MMP-19和MMP-3，这些都会导致细胞外基质的降解。反过来，基质降解产物能够通过诱导巨噬细胞的聚集和其在主动脉壁内的激活来促进炎症发生发展。血管紧张素Ⅱ也可通过促进IL-6、肿瘤坏死因子（TNF）-α、单核细胞趋化蛋白-1（MCP-1）、血管内皮生长因子和MMP的释放来维持炎性环境。有学者在先天性主动脉瓣二瓣畸形患者标本中发现剪切应力会导致炎性细胞募集、VEGF释放与内皮细胞凋亡，而这些又会导致瓣炎、重塑和钙化。还有报道主动脉瓣二瓣畸形患者瓣膜损伤与瓣尖内存在的M1巨噬细胞相关。M1是一种高促炎巨噬细胞，它可产生TNF-α、IL-1、IL-6和IL-12，同样的炎症通路在主动脉瓣二瓣畸形伴主动脉夹层患者中存在。

4. 主动脉炎性疾病　主动脉炎性疾病包括巨细胞动脉炎、特发性主动脉炎、白塞病和梅毒性主动脉炎等。

5. 主动脉局部感染或外伤　主动脉周围组织感染、主动脉瓣膜置换术感染引起的心内膜炎或血管内膜感染、交通意外及高处坠落伤等，尤其是近年来医疗技术迅猛发展，介入治疗或心脏及大动脉手术的逐渐普及，医源性损伤发生例数逐年增高。无论是物理性撕裂，还是感染侵蚀，血流冲破局部破损主动脉均可形成主动脉夹层，增加主动脉夹层发生风险。

6. 妊娠　在40岁前发病的女性患者中，有50%发生于孕期或产后，合并马方综合征或主动脉根部扩张者发病风险更高。

7. 特发性主动脉中膜退行性变化　主动脉中膜退化、主动脉结构改变、血管壁产生破口，发生夹层的风险明显增高。

8.不典型变异

（1）主动脉管壁内血肿（IMH）：与典型的主动脉夹层不同之处在于，IMH不存在主动脉内膜破口，但其可继发主动脉夹层，两者病程相似，治疗原则也基本相同。

（2）透壁性动脉粥样硬化性溃疡：一种局灶性病损，位于主动脉管腔内膜表面。其自然病程多变，容易继发主动脉夹层或穿孔。

9. 吸烟　吸烟是高血压、动脉粥样硬化的重要诱因。烟草中的有害物质经呼吸道侵入血液循环系统，可损伤血管比较薄弱的内皮，导致内皮损伤、动脉粥样硬化甚至溃疡形成。另外，吸烟会升高血压，降低运动耐受力，提高血液浓稠度，减少高密度脂蛋白（"好胆固醇"），提高主动脉瘤的发生概率，进而诱发夹层的发生。

第二节　主动脉分区

从升主动脉至髂动脉将主动脉分为11区。

0区：窦管交界至头臂干开口远端；

1区：头臂干开口远端至左颈总动脉开口远端；

2区：左颈总动脉开口远端至左锁骨下动脉开口远端；

3区：左锁骨下动脉开口远端至主动脉峡部；

4区：主动脉峡部至第6胸椎水平；

5区：第6胸椎水平至腹腔干开口近端；

6区：发出腹腔干的腹主动脉段；

7区：发出肠系膜上动脉的腹主动脉段；

8区：发出两侧肾动脉的腹主动脉段；

9区：肾动脉远端至髂总动脉分叉处；

10区：髂总动脉；

11区：髂内、髂外动脉。

第三节　主动脉夹层的分型

从主动脉夹层疾病被首次命名开始，心血管医师不断努力掌握这类疾病发生、发展规律和治疗方法。不同领域心血管病专家通过研究和总结制定了主动脉夹层的分型标准。

一、DeBakey分型

见图3-3-1。

Ⅰ型：原发破口位于升主动脉或主动脉弓，夹层累及大部分或全部胸升主动脉、主动脉弓、胸降主动脉、腹主动脉。

Ⅱ型：原发破口位于升主动脉，夹层累及升主动脉，少数可累及主动脉弓。

Ⅲ型：原发破口位于左锁骨下动脉的远端，夹层局限于胸降主动脉者为Ⅲa型，同时累及腹主动脉者为Ⅲb型。

还有研究根据真、假腔之间有无血流交通及夹层撕裂方向等对DeBakey分型进行了细化改良，称为改良DeBakey分型。将真、假腔之间有血流交通，顺向撕裂称为ca型；真、假腔之间有血流交通，逆向撕裂称为cr型；真、假腔之间无血流交通称为nc型。

二、Stanford分型

见图3-3-1。夹层累及升主动脉者为Stanford A型，仅累及胸降主动脉及其远端者为Stanford B型。

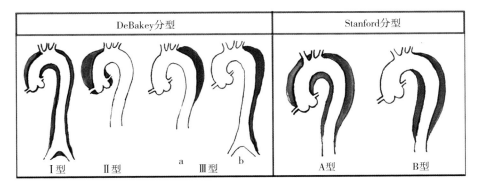

图3-3-1 DeBakey分型和Stanford分型

三、孙氏细化分型

在Stanford分型的基础上做了更详细的分型，可反映主动脉夹层的病变程度和预后，指导临床医师根据患者情况，制订个性化治疗方案，主要分为A、B两型。

1. A型

A1型：主动脉窦部管径基本正常，无明显主动脉瓣反流。

A2型：主动脉窦部轻度受累，主动脉窦部管径基本正常，伴轻、中度主动脉瓣反流。

A3型：主动脉窦部重度受累，管径增粗，主动脉瓣重度反流。

A型根据弓部受累的情况又可细分为复杂型（C型）和简单型（S型）。

C型：①破口在弓部或其远端，夹层逆撕至升主动脉或弓部；②弓部或其远端形成动脉瘤；③主动脉夹层累及无名动脉；④马方综合征。

S型：除上述C型表现外其余均为S型。

2.B型

B1型：累及降主动脉近端，主动脉管径基本正常或仅有降主动脉近端增粗。

B2型：累及全胸降主动脉，管径增粗，腹主动脉正常。

B3型：累及全部降主动脉，且管径增粗。

与Stanford A型夹层相似，Stanford B型夹层也可分为C型和S型。

C型：累及远端主动脉弓部，左锁骨下动脉受累。

S型：仅累及左锁骨下动脉远端降主动脉，不累及弓部。

3. 其他　Gaxotte等对主动脉夹层累及分支血管灌注不良进行了分型，在此基础上Nagamine等进一步细化并再定义了分支血管灌注不良分型。根据分支血管形态学和血流动力学改变，Nagamine等将分支血管灌注不良分为3种类型（图3-3-2）。

Ⅰ型：夹层未累及分支血管，分支血管完全起自真腔。Ⅰ型又分3种亚型：

　　Ⅰ-a型：真腔未受假腔压迫，分支血管血供良好。

　　Ⅰ-b型：真腔受压塌陷导致分支血管血供受损。

　　Ⅰ-c型：分支血管开口受内膜片影响导致血供受损。

Ⅱ型：夹层累及分支血管。

　　Ⅱ-a型：分支血管内存在较大再破口，分支血管血供虽大部分来自假腔，但血供良好。

Ⅱ-b型：分支血管内无再破口或再破口较小，分支血管供血大部分来自真腔。Ⅱ-b又分两型：

Ⅱ-b-1型：分支血管内真腔不受假腔压迫，分支血管血供好。

Ⅱ-b-2型：分支血管内真腔受压，分支血管血供受损。

Ⅲ型：分支血管自开口处撕裂。Ⅲ型又分3种亚型：

Ⅲ-a型：分支血管血供大部分来自假腔，合并或不合并分支血管夹层，分支血管血供良好。

Ⅲ-b型：分支血管内真腔受压，分支血管血供受损。

Ⅲ-c型：夹层假腔部分血栓化，分支血管血供受损。

上述分型中，Ⅰ-b、Ⅰ-c、Ⅱ-b-2、Ⅲ-b和Ⅲ-c型由于分支血管血流灌注明显受损（内膜片撕裂入分支血管内或内膜片压迫真腔造成灌注不良）被定义为"高危（high-risk）"亚型。

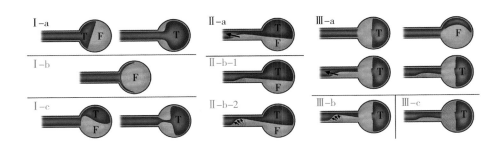

图3-3-2　孙氏细化分型

第四节　主动脉夹层的临床表现

主动脉夹层临床表现多变，但大部分患者有突发剧烈胸痛症状。若病情复杂或患者高龄，其症状可能不典型。

一、典型症状

大部分患者以急性发作的剧烈胸痛起病。疼痛性质多为刀割样、针刺样或撕裂样，通常持续而难以忍受，吗啡等阿片类镇痛药治疗效果不理想。患者常伴有大汗淋漓、濒死感。

疼痛的部位与夹层发生的部位有相关性：夹层病变累及升主动脉近端时主要表现为前胸疼痛，夹层累及升主动脉及主动脉弓时则可出现颈、咽及下颌部疼痛；夹层位于降主动脉时多表现为肩胛区和背部疼痛，腹主动脉夹层形成可引起后背、腹部及下肢疼痛；若疼痛出现迁移游走，提示夹层进展进一步剥离；若出现下肢疼痛，则提示下肢动脉可能受累或夹层导致下肢动脉血管闭塞。

二、伴随症状

相当一部分患者可出现面色苍白、出汗、四肢皮肤湿冷和灌注不良等类似休克的症状，但真正发生休克的患者并不多。

1. 胸腔积液　大量胸腔积液是主动脉夹层疾病中一项常见并发症。有学者报道，46例病例中并发胸腔积液的高达29例，发生率达63%。文献分析胸腔积液是由于病变主动脉周围炎性渗出反应引起，有时产生于降主动脉夹层分离引起短暂破裂渗漏造成血胸。

2. 低氧血症　低氧血症是Ａ型主动脉夹层极为严重的并发症。术前低氧血症与多种因素存在关联性。

肥胖本身易引发多种呼吸系统相关疾病。Aizawa等研究发现，在低龄的主动脉夹层患者中，肥胖是术前氧合下降的独立危险因素。过度肥胖的患者全身脂肪含量高，以致胸腔及胸壁的脂肪丰富，必然会导致呼吸肌活动受限，胸式呼吸减弱；同时使功能残气量及残气量明显下降，影响肺组织顺应性，易引发低氧血症。

急性主动脉夹层可引发全身性的炎性反应，由于肺组织存在丰富的毛细血管，各种炎性细胞和炎性介质可在肺毛细血管床聚集活化，损伤肺毛细血管内皮细胞，导致毛细血管通透性增强，最终导致肺泡水肿，引发急性肺损伤。

当主动脉夹层累及范围广泛，涉及肠系膜上动脉和双肾动脉时，低氧血症的风险增加。

当主动脉内膜形成破口，主动脉腔内的血液通过破口进入主动脉壁的中层，血流压力不断地驱动，导致主动脉中层的剥离逐渐扩展，将主动脉血管腔分为真腔和假腔。在这一过程中，大量的血液涌入假腔，随着夹层撕裂范围的扩大，血液涌入就越多，从而导致通气／血流比值异常，导致低氧血症。有研究发现假腔的面积与低氧血症密切关联，是判断预后的独立危险因素。

3. 神经系统症状　主动脉夹层累及头部和脊髓供血血管可能会出现神经系统症状，主要包括昏迷、谵妄、偏瘫和截瘫等，如果夹层局部压迫颈部交感神经会导致霍纳综合征，压迫喉返神经会出现声音嘶哑的症状。

神经系统症状影响手术指征判断。对于昏迷患者，一部分学者主张尽早手术治疗去除脑部灌注不良外科因素，日本学者报道24例主动脉夹层患者在其发生昏迷后短时间内给予急诊手术治疗，其手术死亡率为12.5%，结果较为满意；然而也有国内和国外学者认为伴有昏迷的主动脉夹层患者手术效果较差，不建议再施行外科手术治疗，孙立忠等认为昏迷是主动脉夹层的手术禁忌证。澳大利亚学者报道，针对心血管外科医师的问卷调查表明：相当一部分心血管外科医师认为昏迷主动脉夹层患者预后不良，甚至认为其是手术禁忌。

三、体格检查

除了准确识别上述临床症状外，主动脉夹层的体格检查亦有助于临床诊断。

1. 血压异常　50%～80%的主动脉夹层患者合并高血压病，发病时通常也表现为血压明显升高。但主动脉夹层常可累及主动脉分支进而引起远端肢体动脉血流减少，导致四肢血压差别较大。若测量的肢体是主动脉夹层受累一侧，容易误诊为低血压，从而导致误诊和错误治疗。因此，主动脉夹层患者应常规测量四肢血压。但也有部分患者就诊时表现为低血压伴脉压差减小，此时应考虑发生心脏压塞可能。

2. 胸部查体　主动脉夹层大量渗出或者破裂出血时，可导致左侧胸腔大量积血、积液，胸部查体可见气管向右侧偏移，左胸叩诊呈浊音，左侧呼吸音明显减弱；若双肺听诊大量湿啰音则提示急性左心衰竭。

既往无心脏瓣膜病史的患者发病后，主动脉瓣听诊区闻及舒张期杂音，则提示夹层累及主动脉窦致急性主动脉瓣反流可能。另外部分马方综合征并发主动脉夹层患者，可能存在二尖瓣脱垂，在心尖部可闻及收缩期杂音。如果听诊心音遥远、减弱，应考虑心脏压塞可能。

3. 腹部查体　主动脉夹层累及腹主动脉分支导致腹腔脏器缺血时，可造成肠麻痹甚至坏死，表现为腹部膨隆，叩诊呈鼓音，腹部广泛压痛、反跳痛及肌紧张。

4. 神经系统查体　主动脉夹层累及头部分支导致脑供血障碍时，患者可出现头晕、失语、神志淡漠、嗜睡、昏迷或偏瘫；导致脊髓供血障碍时，可有下肢肌力减弱甚至截瘫。

5. 四肢查体　主动脉夹层累及一侧锁骨下动脉，可出现一侧肢体血压下降甚至无法测及。夹层累及一侧髂总动脉及其分支，可出现一侧下肢的缺血甚至坏死，查体患侧下肢可见疼痛、皮肤苍白、皮温凉、股动脉或足背动脉搏动消失、肢体麻木和瘫痪，即6P征。

参考文献

[1] 张健, 景在平. 主动脉夹层病因学分析[J]. 外科理论与实践, 2007, 12(1): 84–85.

[2] 孙玲, 马翔. 原纤维蛋白-1基因多态性与主动脉夹层关系研究进展[J]. 中华实用诊断与治疗杂志, 2018, 32(2):197–200.

[3] 梁镰静, 李东泽. A型急性主动脉夹层病因及炎症机制的研究进展[J]. 临床急诊杂志, 2016, 17(12): 972–975.

[4] 张亚飞, 王平凡, 张力, 等. 孙氏A2型主动脉夹层的细化分型及其应用[J]. 中国心血管病研究, 2019, 17(11): 966–969.

[5] 韩晓峰, 郭曦, 李铁铮, 等. 分支血管灌注不良分型在主动脉夹层腔内修复术中的应用及分析[J].

北京大学学报, 2017, 49(6): 996–1002.

[6]　葛翼鹏, 里程楠, 钟永亮, 等. 急性Stanford A型主动脉夹层肾动脉受累分型与肾功能关系的临床研究[J]. 中国胸心血管外科临床杂志, 2019, 26(9): 870–873.

[7]　Nagamine H , Ueno Y , Ueda H , et al. A new classification system for branch artery perfusion patterns in acute aortic dissection for examining the effects of central aortic repair [J]. Eur J Cardiothorac Surg, 2012, 44(1): 146–153.

[8]　陈福梅. 主动脉夹层临床表现特征及早期诊断与治疗探讨[J]. 现代诊断与治疗, 2017, 28(12): 2241–2242.

[9]　杨彦伟, 郭子健, 金沐, 等. 急性A型主动脉夹层术前并发严重低氧血症相关因素的回顾性分析[J]. 心肺血管病杂志, 2019, 38(9):942–945.

[10]　曾维军, 周文胜, 周芝文, 等. 神经系统症状为主要表现的主动脉夹层误诊原因分析[J]. 当代医学, 2015, 21(11):73–74.

第四章

主动脉夹层的辅助检查与诊断要点

第一节 实验室检查

主动脉夹层分离后，血液直接接触主动脉壁中层，可触发一系列非特异性炎性反应，如补体激活，释放炎性因子如D-二聚体、肿瘤坏死因子、IL-6、IL-8等，严重者可并发急性全身性炎性反应综合征。因此，主动脉夹层患者急诊入院后实验室检查可显示诸多异常结果。虽然常规的实验室检查对主动脉夹层的诊断无特异性价值，但可反映患者病情程度及全身状况，有助于鉴别诊断及评估脏器功能和手术风险，减少术前准备时间。

1. 血常规 常见白细胞计数和中性粒细胞比例轻中度升高，部分患者可出现轻度贫血。

2. 免疫指标 降钙素原及C反应蛋白均可轻度升高，反映机体炎性改变情况，红细胞沉降率一般无明显增快。

3. 凝血功能 因假腔中血栓形成激活纤溶系统，消耗凝血因子、血小板，可出现D-二聚体指标明显升高。研究表明，发病24小时以内D-二聚体达到500μg/L以上，诊断急性主动脉夹层的敏感性为100%，但是D-二聚体阴性不能排除主动脉溃疡、壁间血肿可能。另外，凝血四项中，凝血酶原时间（prothrombin time，PT）、活化部分凝血活酶时间（activated partial thromboplast in time，APTT）、凝血酶时间（thrombin time，TT）可出现延长，纤维蛋白原（fibrinogen，FIB）下降。血栓弹力图中，可出现R值（反应时间）、K值（凝固时间）下降，两侧曲线的最宽距离（MA）水平下降。

4. 动脉血气分析　夹层导致炎性因子渗出、肺水肿、胸腔积液，相当部分患者术前可出现低氧血症情况（$PaO_2 < 60mmHg$）。当肠系膜上动脉受累时，因腹腔脏器灌注不良可导致高乳酸血症（乳酸 $> 2.5mmol/L$），而且乳酸水平越高提示预后越差。

5. 生化指标　主动脉夹层累及冠脉患者可出现心肌酶谱改变，肌钙蛋白明显升高。主动脉夹层累及肾脏时，可出现血肌酐水平升高，与术后出现急性肾功能损伤密切相关。

第二节　心脏超声检查（包括经胸超声、经食管超声及血管内超声）

心脏是A型主动脉夹层最常受累的器官，夹层可导致主动脉窦部扩张、主动脉瓣关闭不全、累及冠脉开口、心包积液甚至心脏压塞等。因此，心脏超声对诊断主动脉夹层以及明确心脏病变很有价值。

一、主动脉夹层超声心动图表现

常规超声心动图由于其有效性、安全性和低成本等优点，是目前国际上临床常规广泛应用的成像手段。然而，与CTA相比，其在主动脉病变检测方面的局限性是公认的。

经胸超声心动图（transthoracic echocardiography，TTE）在急诊室、床旁可作为首选的影像学检查方法。TTE在主动脉夹层诊断中的应用见表4-2-1和表4-2-2。由于降主动脉位置远离探头，TTE诊断B型夹层不敏感。经食管超声心动图（transesophageal echocardiography，TEE）在欧美国家作为诊断主动脉夹层的一线影像学检查方法，其评估主动脉夹层的限制较少。但由于患者需要镇静、属于半创伤性检查、升主动脉及主动脉弓近端是TEE扫查的"盲点"、对操作者有依赖性及存在假阳性，限制了TEE在国内医院的普及。

表4-2-1　经胸超声心动图在检出主动脉夹层中的作用及主要的超声心动图表现

诊断目标	超声心动图表现
识别撕裂内膜	撕裂内膜将管腔分为真腔和假腔两个腔
判定主动脉夹层程度	撕裂内膜的延伸及主动脉根部（升主动脉/主动脉弓/降、腹主动脉）内的真、假两腔
识别真、假腔	见表4-2-2
识别假腔中的血栓	在假腔中团块将撕裂内膜与主动脉壁分开
定位破口	内膜连续性中断、摆动或内膜边界断裂；CDFI可显示通过破口的血流
评估有无主动脉瓣反流、反流程度及机制	瓣膜的解剖学表现（二叶式主动脉瓣、退行性变、正常伴或不伴脱垂的瓣叶）；主动脉瓣不同阶段的扩张；撕裂内膜陷入瓣膜中；经典超声心动图标准判定主动脉瓣反流严重程度
评估冠状动脉是否受累	撕裂内膜陷入冠状动脉开口；内膜阻塞冠状动脉开口；冠状动脉内无血流；新发的局部室壁运动异常
评估分支是否受累	撕裂内膜陷入主动脉分支内
检测心包、胸腔积液	心包、胸腔内无回声区

表4-2-2　经胸超声心动图评估主动脉夹层真腔与假腔鉴别点

模式	真腔	假腔
M型超声心动图	收缩期真腔扩张，舒张期撕裂内膜朝向真腔	舒张期假腔扩张，收缩期撕裂内膜向假腔移动
灰阶超声心动图	在降主动脉真腔较窄；形态较规则，常呈环形或椭圆形	在降主动脉假腔一般较大；形态多不规则，可见自发性显影或附壁血栓
多普勒超声心动图	前向的收缩期血流速度快，CDFI显示明亮红色或蓝色影	收缩期血流速度缓慢、CDFI彩色较暗，可无血流或血流方向与真腔相反

1. 灰阶超声心动图　升主动脉、主动脉弓、降主动脉及腹主动脉长轴切面显示：主动脉病变部位呈瘤样扩张，管腔内可见细小回声光带（图4-2-1），光带随心动周期在管腔内漂浮运动，将主动脉分隔为两个腔，真腔管壁较假腔

厚。升主动脉短轴切面连续扫查，有时可探及夹层破口的位置、大小及数量，并根据以上信息而进行分型。但多数情况下，因胸骨的遮挡及肺气的影响，难以在灰阶超声心动图状态清晰显示破口。

主动脉弓切面显示三大分支受累情况，当夹层累及三大分支时，可见分支血管内强回声光带漂浮，造成管腔狭窄，甚至完全堵塞血管（图4-2-2）。夹层向下累及主动脉瓣时，可见瓣膜增厚、瓣环扩大、瓣膜关闭不全，左心室和左心房增大，严重时造成室壁运动减弱，心功能明显减低。

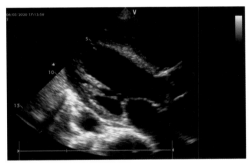
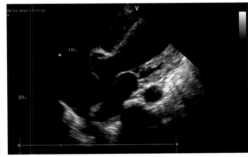

图4-2-1　胸骨旁长轴切面和心尖五腔切面显示升主动脉内撕裂的血管内膜

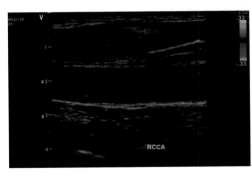
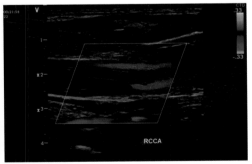

图4-2-2　主动脉夹层累及右侧颈总动脉，真腔小、假腔大，假腔内合并血栓形成

病变累及冠状动脉开口并造成开口狭窄或堵塞时，可见冠状动脉开口异常强回声光带。受累的心肌运动幅度发生异常，甚至出现急性心肌梗死时发生的室壁节段性搏幅低平甚至矛盾运动。病变累及腹主动脉及其分支时，可见腹主

动脉内异常漂浮的强回声光带，并可见受累的血管分支狭窄甚至闭塞情况。

假腔破入心包腔时，灰阶超声可以评估有无心包积液及其严重程度（图4-2-3）。

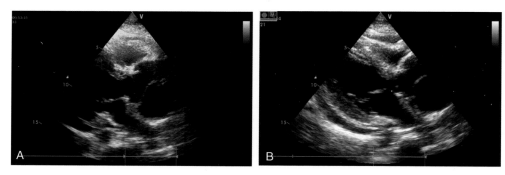

图4-2-3 主动脉窦瘤合并主动脉夹层。A.显示升主动脉内撕裂的血管内膜；B.显示右室前壁、左室后壁心包积液

2. M 型超声心动图

（1）主动脉波群：主动脉腔内可见一异常强回声曲线，随心动周期在管腔内摆动（图4-2-4）。

（2）主动脉瓣波群：主动脉受累而关闭不全时，主动脉瓣曲线增厚，舒张期曲线可见缝隙。左心房增大。

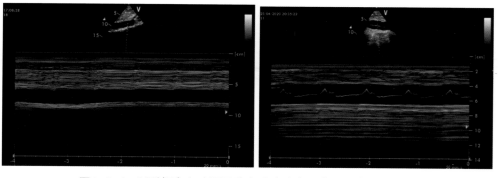

图4-2-4 M型超声心动图示腹主动脉腔内异常强回声运动曲线

（3）左心室波群：主动脉瓣受累而关闭不全时，左心室增大。冠状动脉受累而狭窄或闭塞时，相应的室壁搏动幅度减低，甚至矛盾运动。

3. 多普勒超声心动图　CDFI可显示主动脉分隔的管腔血流情况并可发现破口。当近心端出现一个破口、远心端无破口时，假腔在主动脉管腔内呈囊袋状，血流收缩期呈离心运动，舒张期主动脉弹性回缩，挤压假腔内血液呈向心运动，主动脉内可同时出现红色和蓝色血流信号（图4-2-5）。当远端也出现一个或多个破口，主动脉呈双通道时，主动脉真腔和假腔内血流呈两条同色的血流信号，真腔血流信号一般较假腔快，颜色更明亮。

主动脉瓣受累而关闭不全时，舒张期可见主动脉瓣反流信号（图4-2-6）。当主动脉弓分支受累狭窄时，狭窄部位可出现五彩镶嵌血流信号；当分支闭塞时，无血流信号通过。频谱多普勒可定量检测主动脉真、假腔血流信息。真腔频谱形态多呈窄带层流频谱，假腔一般呈宽带的杂乱的频谱形态。

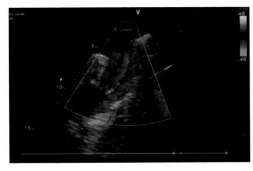

图4-2-5　CDFI显示降主动脉内同时出现红色和蓝色血流信号

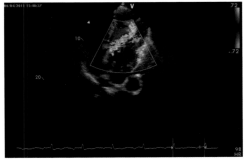

图4-2-6　CDFI显示主动脉瓣反流

二、典型病例

病例1　男，44岁。超声诊断：主动脉夹层（Ⅱ型）（图4-2-6～图4-2-10）。经手术证实（图4-2-11）。

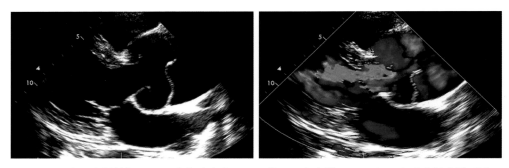

图4-2-6 左心室长轴切面显示升主动脉内可见异常强回声光带。CDFI显示主动脉瓣大量反流

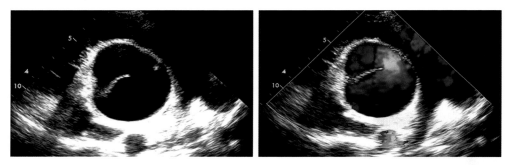

图4-2-7 主动脉根部短轴切面显示升主动脉异常光带回声中断,为夹层破口。CDFI可见破口部血流信号

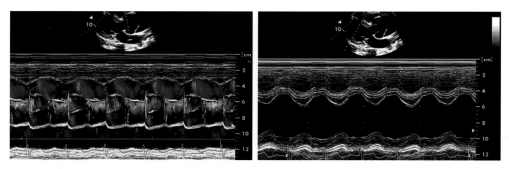

图4-2-8 CDFI-M型:主动脉瓣反流。心室波群显示左心室明显增大

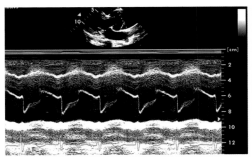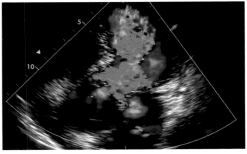

图4-2-9　M型升主动脉波群显示主动脉腔内异常光带，随心动周期节律运动。CDFI心尖五腔切面显示主动脉瓣大量反流信号

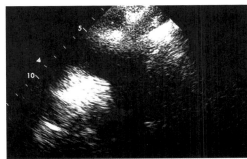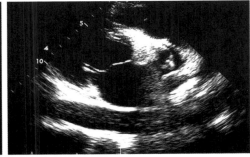

图4-2-10　主动脉弓切面和胸主动脉长轴切面显示主动脉弓和胸主动脉内径正常，内未见夹层形成

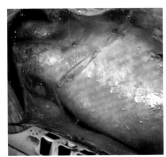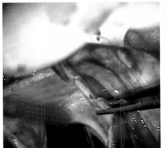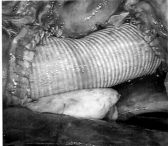

图4-2-11　术中见升主动脉瘤样扩张、夹层形成，带瓣人工血管置换

　　病例2　男，27岁。超声诊断：主动脉夹层（Ⅰ型）（图4-2-12～图4-2-13）。

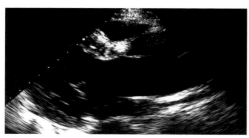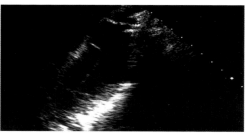

图4-2-12　左心室长轴及降主动脉长轴切面显示主动脉内可见异常光带漂浮

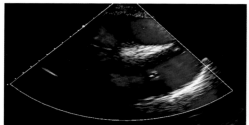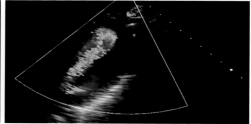

图4-2-13　CDFI显示降主动脉外侧腔为主腔，收缩期呈明亮血流信号。舒张期因主动脉壁弹性回缩，致降主动脉内侧腔呈高速的湍流信号，并经破口入主腔

三、诊断报告书写要点

1. 描述主动脉瓣环、窦部、窦瘤最宽处、窦管交界、升主动脉近端、降主动脉及腹主动脉内径，主动脉管腔内有无探及明显内膜片回声，破口部位、大小，CDFI破口处血流情况和主动脉瓣反流情况。

2. 是否合并其他病变，如合并二尖瓣脱垂，描述二尖瓣瓣膜及启闭情况，CDFI二尖瓣反流情况。

3. 描述继发性改变，如主动脉夹层继发左室扩大。

4. 描述左室收缩及舒张功能。

第三节　放射影像检查

近年来随着影像学技术的发展、普及和提高，特别是近年来螺旋CT及增强动态扫描、MRI和经食管超声出现，主动脉夹层诊断水平有明显提高，检出率日趋增高，CT、MRI及经食管超声的敏感性和特异性分别是96.2%和96.4%、96%和100%、100%和97%。且检出病例中，男性多于女性。

早期及时正确诊断和评价主动脉夹层累及范围是取得良好治疗效果的关键。主动脉夹层的诊断除了依靠临床症状及相关检查，主要依靠影像学的诊断。影像学检查必须明确夹层的范围、类型、真假腔及破口位置，还需要对介入治疗所需的相关参数进行精确测量，对胸痛患者的初步影像筛查、确诊的术前评估及术后随访非常重要。

一、胸部X线检查

正侧位胸部平片可见上纵隔影增宽，主动脉局部或广泛性膨隆，如能观察到主动脉内膜的钙化影与主动脉外缘的距离增宽（距主动脉外缘＞6mm，正常为3mm），则提示有夹层动脉瘤的可能；主动脉邻近的器官如气管、食管或腹部脏器受膨隆的主动脉推压移位；心影增大、搏动减弱或消失提示心包积血或心力衰竭；20%～25%的夹层动脉瘤可破入左侧胸腔，表现为迅速增加的胸腔积液。以上表现结合剧烈胸痛的病史应该高度怀疑本病。但胸片只能提示，而不能明确诊断（图4-3-1、图4-3-2）。

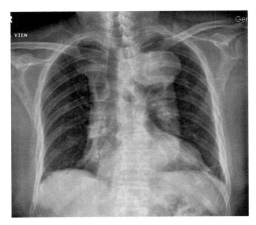

图4-3-1　主动脉夹层例1

后前位胸片示主动脉弓及降主动脉显著扩张，左心室轻度增大

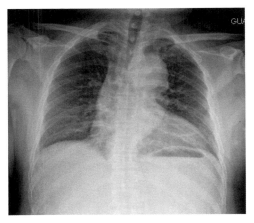

图4-3-2　主动脉夹层例2

后前位胸片示主动脉弓及降主动脉显著扩张，左心室轻度增大

二、CTA

临床上对于疑患主动脉夹层的患者首选CTA检查，因其便捷、快速且无创，可评估心脏、血管和胸腔的解剖情况。国内注册中心数据表明首选CTA检查的患者比例为92.2%，明显高于国外的61%。

1.扫描方法和图像重建　所有患者均签署造影剂使用书面知情同意书。笔者所在医院均行主动脉全程扫描。采用西门子公司的双源CT（SOMATOM Definition）进行扫描，先扫定位像，进行主动脉全程平扫，应用人工智能触发扫描系统，当兴趣区（设在升主动脉根部）密度达到预设值（100HU），延迟6秒后扫描自动开始。对比剂应用博莱特公司生产的典必乐（370mg/ml），双筒高压注射器以流率4ml/s、总量60～80ml经肘静脉注射，随后按4ml/s的流率注射生理盐水40ml。扫描条件为管电压120kV、参考管电流350mA、螺距1.2，探测器准直器为64.0mm×0.6mm。扫描方向为头足方向。数据采集采用X线管的旋转时间0.33秒/周，扫描范围包括自胸廓入口扫描至中骨盆水平（必须保证扫描到髂、股动脉），扫描时间为11秒左右。扫描完成后，将自动重建数据传输至工作站（Syngo.Via），利用后处理软件对原始数据进行多平面重组（multiplanar reformation，MPR）、最大密度投影（maximum intensity projection，MIP）、容积再现（volume rendering，VR）等后处理。由高年资临床医师和影像医师采用双盲法对图像整体质量和主动脉根部图像质量进行评分评价，共同阅片做出诊断，主要观察主动脉夹层病变类型、破口数量及具体位置、累及范围、主要分支血管情况。

2.CTA表现　内膜瓣钙化内移是主动脉夹层CT平扫典型表现，常可提示诊断（图4-3-3）。可见主动脉管腔局限性或广泛性增宽，伴发心包积液、胸膜增厚或胸腔积液等表现。主动脉夹层破裂出血时可见纵隔、胸腔积液及积血表现。

3.CTA诊断要点　主动脉夹层CT检查必须进行增强并薄层扫描（2～3mm）。CT增强扫描可清晰地显示真、假腔和内膜片。

（1）撕裂的内膜瓣：增强薄层CT横断面图像对内膜瓣的显示率高，不受其方向的影响，多表现为弯曲的线样低密度影，部分患者可见多个破口，内膜漂浮在管腔中；裂口位于升主动脉或主动脉弓时，有时因受大血管的搏动影响，较难观察，当使用心电门控下主动脉成像时，可克服心脏及大血管伪影，能清楚显示撕裂内膜及破口位置（图4-3-4）。

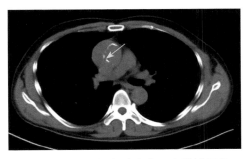

图4-3-3　CT平扫主动脉夹层内膜瓣钙化内移（箭头）

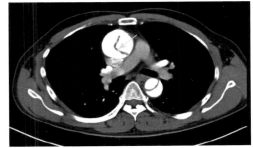

图4-3-4　CT增强显示主动脉夹层真、假腔及内膜片（箭头）

（2）破口的显示：表现为真腔和假腔之间沟通的管道，薄层横断面图像、多平面重组、仿真内镜技术有助于破口的显示（图4-3-5），有时因血栓形成或撕裂情况复杂显示困难。

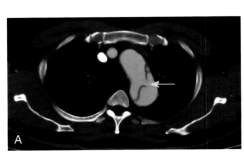

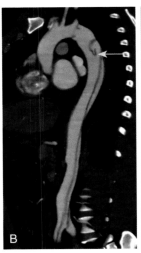

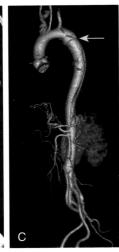

图4-3-5　主动脉夹层（DeBakey Ⅲ型）

A.横断面显示破口（箭头）位于左锁骨下动脉以远降主动脉，表现为真、假腔之间沟通的管道；B.曲面重建图像，显示真、假腔及破口位置（箭头）；C.容积再现图像，立体显示主动脉夹层全貌

（3）真、假腔的显示：真、假腔可同时显示（图4-3-6），或假腔强化和排空比真腔延迟；假腔内有血栓形成可呈略高密度；当多个破口存在时，真、假腔较难区分。一般情况下假腔较大，真腔比较小，但并不能完全以大小来判断真、假腔，要结合破口的数目、位置及血流动力学综合分析判断真、假腔。在升主动脉，假腔多在主动脉的右前方；在主动脉弓，假腔在弓的大弯上部；在胸主动脉，假腔多位于前外侧；夹层累及肾动脉、髂股动脉时，假腔多位于左侧。CT三维重建方便观察整个夹层的全貌。

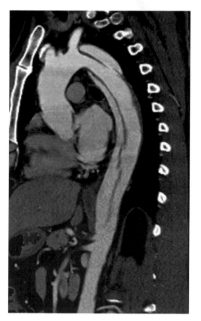

图4-3-6　主动脉夹层（DeBakey Ⅲ型）曲面重建图像，显示自主动脉根部至腹主动脉真、假腔形成

（4）受累分支及范围：确认分支血管供血状况，观察主要的供血血管是发自真腔还是假腔。

（5）主动脉夹层渗漏或破裂：主要征象有心包、纵隔和胸腔积血积液，主动脉瓣反流等一系列并发症（图4-3-7、图4-3-8）。观察主动脉夹层是否压迫气管、食管和上腔静脉等导致的相应症状。

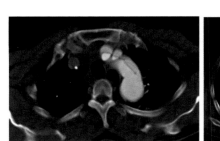
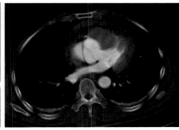
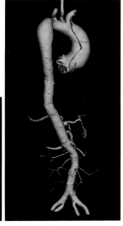

图4-3-7 主动脉夹层（DeBakey II型）破裂并心包积液（血）

破口位于升主动脉根部，假腔波及左锁骨下动脉、左颈总动脉、头臂干开口；心包内可见大量液性密度影，CT值69HU

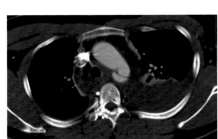
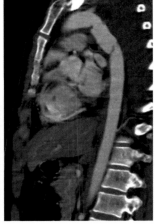
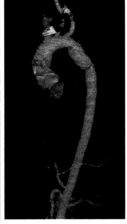

图4-3-8 主动脉夹层（DeBakey III型）破裂并纵隔血肿（CT值62HU）、左侧胸腔积液

（6）壁间血肿：CT壁间血肿定义为新月形或环行主动脉壁增厚＞0.7cm，可伴有内膜钙化斑内移。分层的外观纵向延伸1～20cm，无内膜片或内膜裂口。新鲜的壁间血肿密度强于邻近主动脉壁，通常CT值为60～70HU；当部分

或完全血栓形成则表现为密度增强的多层表现。增强CT可以清楚显示新月形或环行增厚的主动脉壁，见图4-3-9。

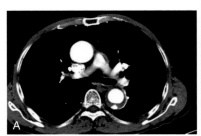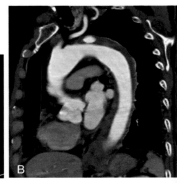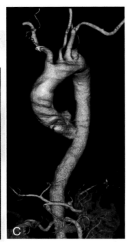

图4-3-9　主动脉夹层（壁间血肿型）

CT增强扫描显示环行增厚的主动脉壁及壁间增粗，局部对比剂外渗（A）；冠状面重建及容积再现显示主动脉壁增厚（B、C）包括近远

（7）CT测量：应包括近、远端锚定区直径（降胸主动脉夹层破口至左锁骨下动脉区域，覆膜内支架近端在此固定，一般以左锁骨下动脉下方为测量点），为支架尺寸选择提供参数；夹层最大血管直径（真腔+假腔）及范围，便于跟踪复查夹层变化；髂、股动脉直径，评价路径是否适合支架输送系统通过。

三、DSA

DSA是诊断夹层非常有价值的检查手段，多在介入治疗前进行。目的是证实CTA所见，并了解血流动力学改变和新发的异常情况。但在造影时左前斜位60°投照才能将主动脉弓完全展开，否则会低估破口与左锁骨下动脉开口的距离。一定要区分假腔和真腔在造影中的表现。一般而言，真腔较小，血流快，显影浓；假腔较大，血流慢，显影淡（图4-3-10）。切勿在假腔内高压注射对比剂。

壁间血肿由于没有内膜破口，所以主动脉造影对主动脉壁间血肿的诊断意义不大，但仔细而全面的检查有助于排除主动脉溃疡或微夹层继发的壁间血肿。

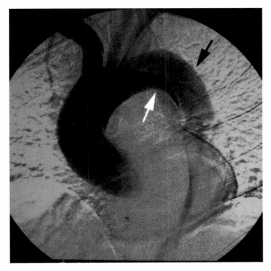

图4-3-10　DSA显示主动脉夹层真、假腔（白色箭头为真腔，黑色箭头为假腔）

第四节　MRI检查

一、检查前准备

1. 操作人员准备

（1）MRI扫描应当由经过专业培训、持有 MR 设备上岗证的医师和技术人员执行。检查前医师需要充分了解患者的临床表现以及相关的心血管解剖、生理与病理特征，以便帮助磁共振扫描技术人员有针对性地选择合理的扫描参数和序列。

（2）上机医师应全程陪同技术人员完成扫描，在检查过程中，根据患者情况适时增减或调整检查部位与扫描序列。

（3）准备必要的抢救药品和器械。磁共振室所有工作人员应当熟练掌握心血管疾病急救规程及急救药品的使用方法、药物负荷试验常见的不良反应及处理对策，以及对比剂严重变态反应发生时的处理原则及抢救方案。

2. 患者准备

（1）患者应于接受检查前知悉MRI检查的目的及检查中可能存在的风险，签署知情同意书。

（2）接受磁共振相关安全知识宣教及进行呼吸训练。心脏MRI检查过程中会要求患者吸气末或呼气末屏气，以保持膈肌位置相对恒定，保证每次屏气时心脏位置的一致性。心血管MRI检查时间相对较长，一般需要 20～30分钟，对于病情复杂的患者甚至需要1小时左右，在扫描过程中需要患者多次吸气和屏气。因此，在检查开始前应做好解释工作，以保证患者在长时间扫描过程中与医师、技师良好配合。

（3）患者应无MRI检查禁忌证，如起搏器植入、体内铁磁性物体植入、幽闭恐惧症等。对于接受药物负荷试验的患者应当没有相关药物禁忌证。

（4）患者生命体征相对稳定，无交流障碍。危重患者或接受药物负荷试验的患者，必须在了解患者病情的临床医师的监护下进行MRI检查。

（5）患者仰卧，胸前贴磁共振兼容的心电电极，调整R波清晰可见后，在心前区覆盖相控阵线圈，扫描中心定位于心脏中心区域。

3. 安全性评估　警惕磁共振检查室意外事件的发生。磁共振检查设备无论开机与否，均存在高强度磁场。故任何非磁共振兼容金属器械，包括普通检查床、金属担架、金属轮椅、听诊器、手术器械、除颤器、微量泵、球囊反搏器及其他铁磁性物品等均严禁带入检查室，以防止严重意外事件的发生。因主动脉夹层MRI检查禁忌证较多、准备较为复杂、检查时间较长，故检查前一定要做好患者准备，急诊有禁忌证患者可首先行CTA检查，酌情行MRI检查。

二、常见扫描步骤和方法

MRI是诊断主动脉夹层理想的检查方法之一，无创且准确性高。但在实际应用中，不仅限于定性诊断，应根据临床治疗需要，全面显示夹层的部位、范围和程度，包括内膜撕裂口、真假腔以及主要分支血管受累等情况，如有无累及冠状动脉、头臂干、腹腔干、肠系膜动脉、肾动脉和下肢动脉等。还需要了解是否合并主动脉瓣反流，有无破入心包腔、胸腔或腹腔等。因此检查时应当了解病变的特点，合理地应用扫描序列，有效地选择扫描切面，必要时需要扩大扫描范围。现将常见的扫描步骤和方法分述如下。

1. 从胸廓入口至髂动脉分叉范围行黑血及亮血横断面扫描。首选单次激发快速自旋回波序列（single-shot TSE/FSE，SS-TSE/FSE）。对于不能屏气或危重患者亦可在自由呼吸下实施非心电门控扫描。根据需要可增加使用TSE对目标层面行T_1和T_2加权像扫描。

2. 选择斜矢状位再进行亮血/黑血扫描，全面显示主动脉各段。

3. 有针对性地选择一个或几个主动脉斜矢状切面，沿主动脉行径，进行多层面电影序列扫描，观察主动脉血流并寻找内膜破口。

4. 为进一步了解主动脉窦部解剖及瓣膜活动，通常还在平行或垂直于左室流出道层面实施电影序列扫描。

5. 经静脉注射对比剂，实施3D对比剂增强MR血管造影（CE-MRA）扫描。

6. 如患者条件许可，在常规3D CE-MRA 后5～10分钟再行 4D CE-MRA扫描，动态跟踪对比剂在血管内的分布。

三、常见扫描序列及其特点

常规的自旋回波黑血和（或）梯度回波亮血序列，由于层面厚和空间分辨率低，且受呼吸和主动脉搏动伪影影响，观察受限。目前对比剂增强MR血管造影已经发展为成熟的临床诊断方法。随着MR对比剂诱发肾病的出现以及磁共振软、硬件技术的发展，非对比剂增强技术已成为MR血管成像的重要补充。

1. 黑血序列　快速自旋回波序列〔turbo-SE（TSE）或 fast-SE（FSE）〕、单次激发快速自旋回波序列最常用，主要显示主动脉壁解剖结构及其毗邻组织。TSE可获得较理想的T_1和T_2加权像，有利于区分血栓、脂肪及粥样硬化斑块等，但该序列耗时较长，一次屏气一般仅采集1～3层图像，易受呼吸和血管搏动影响。SS-TSE，每幅图像仅需要一次激发便可完成数据采集，一次屏气可获得10～20层2D图像，不仅大大地缩短了成像时间，而且显著地抑制了呼吸和血管搏动伪影，但组织特定性不及TSE。对于无法屏气的患者可行自由呼吸扫描，若同时采用并行采集技术，则可进一步减少回波链数目，降低因呼吸等运动所致的图像边缘模糊影。对于心律失常或者屏气能力有限的患者，具有高场和快速梯度切换能力的MR扫描仪可采用无心电门控的屏气半傅立叶采集单次激发快速自旋回波序列（HASTE）。对于危重患者，可采用自由呼吸非心电门控的HASTE扫描。

在临床实践过程中，通常首选 HASTE，然后根据需要再进行有选择性的 TSE T_1、T_2加权像扫描。此外，在预扫描期间，还可以选择性地采用反转恢复技术，如双反转恢复脉冲快速自旋回波序列（double-IR TSE）或反转恢复抑脂序列（TIRM），旨在进一步削弱静脉、肌肉和脂肪的影响。

2. 亮血序列　通常亮血序列由梯度回波序列获得，可分为静态2D体层序列和动态电影序列两大类，后者能够进行血流动力学分析和瓣膜功能的评价。

梯度回波序列种类很多，包括常规梯度回波、扰相梯度回波、磁化准备快速采集梯度回波等。但随着稳态自由进动技术（steady-state free precession，SSFP）的出现，稳态自由进动序列（包括西门子的FISP序列，GE的GRASS序列和飞利浦的FFE序列）和平衡稳态自由进动序列（包括西门子的True FISP序列，GE 的 FICSTA序列和飞利浦的 b-FFE序列），已经取代其他大部分梯度回波序列而成为主要的亮血序列。该序列在不应用对比剂的情况下，就具有良好的信噪比和视觉效果，高信号快速流动的血液与中等信号的血管壁形成鲜明的对比；即使在自由呼吸下，该序列仍能获得较满意的MR图像；对不能屏气的患者，可以采用实时的b-SSFP序列。

静态2D体层序列是对黑血序列的一种补充，能够克服血管和心腔内血流伪影的干扰。动态电影序列能够实时动态地观察血液流动和评价瓣膜功能，因此诊断价值更大，应用更广。但是由于True FISP的失相位作用，其对瓣膜功能的评估不如扰相梯度回波敏感。相位对比成像技术能够定量分析血流速度和血流量，但缺点是采集时间较长。近年来新发展的序列，应用重聚焦b-SSFP脉冲的PC-SSFP序列，则具有更高的时间分辨率和信噪比。

3. 3D CE-MRA（contrast-enhanced 3D magnetic resonance angiography） 是利用小角度激发和短TR梯度回波或稳态自由进动技术，结合顺磁性对比剂显著缩短组织T_1弛豫时间特点，使含对比剂的血液呈现高信号，背景组织因饱和效应而被抑制。与常规非对比剂增强的时间飞跃法（TOF）和相位对比法（PC）的MRA相比，克服了采集时间长、血液饱和效应和层面内血流不敏感等缺点，不仅大大地缩短了检查时间，而且提高了空间分辨率和信噪比，亦有助于显示分叉或扭曲的血管，是主动脉MRI检查不可或缺的技术。该技术最大的特点是扫描速度快，采集时间一般<20秒，一次屏气即可完成，且所得图像经过减影等后处理，能够进一步剔除背景组织，获得更好的视觉效果。值得注意的是，经静脉注射对比剂后，对比剂到达靶器官（主动脉）的时间因人而异，需要提前进行测试。目前主要采用两种方法，即对比剂团注试验（test-bolus）和实时追踪技术（bolus-track），前者可靠性较高，准确性能够达到98.5%。

扫描完成后，计算机可自动进行三维后处理重建，通过最大密度投影、多平面重建等重建技术，可获得主动脉的三维立体血管图像，清楚地显示主动脉及其分支全貌。但在诊断应用中，通常还需要结合原始图像，对病变细节进行分析。

4. 时间分辨3D CE-MRA（time resolved 3D CE-MRA）或 4D CE-MRA 根据K空间相位编码线填充方式的不同，4D CE-MRA名称也略有不同，如西门子公司称之为 TREAT（time-resolved echo-shared angiographic technique），GE公司称之为 TRICKS（time-resolved imaging of contrast kinetics）技术。之所以称之为4D，是因为在3D CE-MRA 的基础上加入时间变量，即在一个屏气周期内（20～30秒）能够实时动态地观察对比剂在血管内的分布情况，简单而直观，据此可大致判断主动脉夹层破口的位置、真假腔以及夹层的累及范围等。

4D CE-MRA 与 3D CE-MRA 相比有以下优点：

（1）实时动态显示靶血管的对比剂充盈情况，获得类似选择性血管造影的效果。

（2）减少静脉血管对相邻动脉信号的影响。

（3）对肺、肾等主要脏器及软组织可同时进行灌注评估。

（4）对运动伪影不敏感。

（5）无须测试循环时间。

当然，4D CE-MRA 是一种新的MRA技术，有待进一步完善，现阶段其空间分辨率尚不及3D MRA，而时间分辨率仍逊于选择性血管造影。但4D CE-MRA是一项有重要临床应用价值的新技术，随着软、硬件技术的不断发展和完善，以半傅立叶技术和高频K空间信息共享技术等为代表的新技术，能进一步提高4D CE-MRA的空间和时间分辨率，有望在将来发挥更大的作用。

四、主动脉夹层的征象

MRI和MRA旨在全面显示主动脉夹层所累及的部位、范围、程度以及分支受累情况等。通常受累主动脉可见真假腔、内膜片、破口和再破口等，各种成像序列，优势互补。

1. 自旋回波黑血图像　受累主动脉扩张。可见真、假腔和内膜片，一般真腔小，假腔大。真、假腔均表现为信号流空。内膜片则表现为在信号流空的主动脉管腔内一线样或弧线样略高信号影。有时候因假腔内血流相对缓慢，表现为不均匀的中等偏高信号，特别是伴有血栓形成时，表现更为明显（图4-4-1）。

2. 电影序列　斜矢状面可全程显示主动脉升部、弓部、降部，动态显示真、假腔和内膜片。真腔血流快，血流信号较高；假腔血流慢，血流信号较低，内膜片则呈飘带状负性阴影。有针对性地选择某些层面，常能够显示破口位置，表现为内膜片连续性中断，真腔内血流经破口向假腔内喷射的征象（图

4-4-2～图4-4-5）。

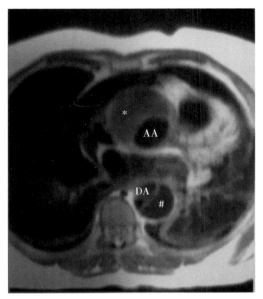

图4-4-1　主动脉夹层I型

HASTE横轴近主动脉根部层面，主动脉呈双腔结构，升主动脉真腔（AA）变小，为流空信号，假腔内血流较慢伴血栓形成（*）。降主动脉真腔（DA）小，假腔（#）大。真假腔均为流空信号，两者间的内膜片呈线状

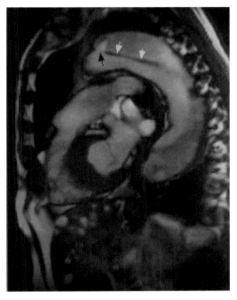

图4-4-2　主动脉夹层I型

主动脉斜矢状切面 True FISP电影，高速血流经破口（黑色箭头）从真腔喷入假腔，真、假腔均为高信号，内膜片清晰可见（白色箭头）

3. 3D CE-MRA　3D CE-MRA 具有更高的空间分辨率和良好的对比度，为主动脉夹层最重要的检查序列。结合多平面重建以及MIP、VRT等后处理技术，可全程显示主动脉夹层的范围、程度、内膜破口以及头臂干和腹主动脉主要分支等受累情况。通常早期真腔信号强度高于假腔；晚期真腔内信号渐低，而假腔内信号逐渐升高。当假腔内出现附壁血栓时，其表现为低信号区。内膜片呈飘带状负性阴影（图4-4-6）。

4. 4D CE-MRA　4D CE-MRA 所显示的主动脉夹层征象与3D CE-MRA一致。因其具有类似动态血管造影的效果，所以能够实时动态地观察对比剂在血管内的分布，简单而直观，但空间分辨率略逊。

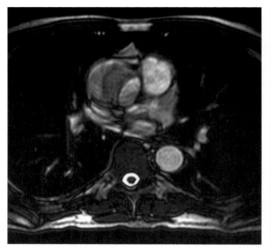

图4-4-3　主动脉夹层Ⅱ型

主动脉横轴切面 True FISP电影，升主动脉呈双腔结构，真腔血流快、血流信号较高，假腔血流慢、信号较低

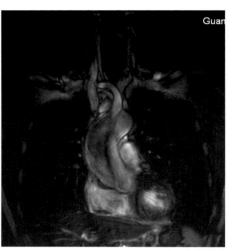

图4-4-4　主动脉夹层Ⅱ型

主动脉冠状切面 True FISP电影，升主动脉呈双腔结构，真腔血流快、血流信号较高，假腔血流慢、血流信号较低，头臂干、左颈总动脉、左锁骨下动脉均起自真腔

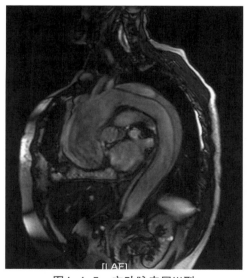

图4-4-5　主动脉夹层Ⅲ型

主动脉矢状切面 True FISP电影，夹层近端起自左锁骨下动脉开口附近，向下呈螺旋状延伸，真、假腔均为高信号

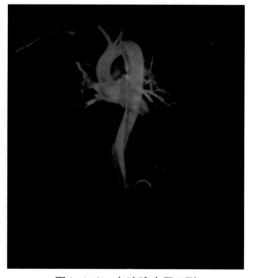

图4-4-6　主动脉夹层Ⅲ型

3D CE-MRA示主动脉夹层近端起自左锁骨下动脉开口附近，向下延伸至右髂动脉，呈螺旋状，真腔小，假腔大，左肾动脉起自真腔，右肾动脉起自假腔

第五节 影像学检查比较学

目前，对主动脉夹层（AD）的影像学检查包括双源CT（dual-source CT，DSCT）、多排螺旋CT（multi-detector computed spiral tomography，MDCT）、TTE、MRI和数字减影血管造影术（digital subtraction angiography，DSA），这些检查方法的诊断准确性都很高。DSA虽然是"金标准"，但属有创检查，且只能显示对比剂充盈的管腔情况，当假腔不为对比剂充盈时，对假腔的了解不完全。MRI不能检查有心脏起搏器或金属异物的患者，不能显示血管壁或内膜片钙化，同时受操作者技术水平影响也较大。DSCT的时间和空间分辨率较前提高，受操作者的影响小，准确度也较MDCT提高，与DSA相近，相对而言更适合作为主动脉夹层的首选检查方法。临床工作中还应注意各种CT成像方法利弊，合理判断以提高诊断的准确度，薄层图像可以很好地显示内膜破口，是诊断的主要基础。内膜扭曲撕裂时MPR、表面遮盖法重建（SSD）的诊断提示作用有限。真、假腔对比不强烈时，MIP不能很好地显示真、假腔及撕裂的内膜瓣。VR对内膜破口的确切位置和附壁血栓显示不是很好。

主动脉夹层破口位置和大小是外科手术和腔内隔绝治疗（EVGE）方式选择的主要依据，而破口位置的准确判定将影响EVGE时移植物近端的准确锚定，进而影响治疗的成功及术后并发症的发生。随着多层螺旋CT设备快速发展，第2代双源Flash CT的扫描速度大幅提高，螺距最大为3.2，其时间分辨率达75ms，扫描速度提高至45cm/s，患者可在自由呼吸的状态下完成扫描。快速的成像方式可消除升主动脉起始部因心脏搏动和呼吸运动产生的伪影，有利于对破口位置、内膜片的观察，防止误诊、漏诊，可作为一种急诊主动脉夹层扫描方案，值得临床推广。究其原因，双源CT配备两套X射线管和探测器系统，两套系统可完成无间隔式数据采集，可行大螺距的螺旋扫描模式，提高了成像速度，缩短了成像时间。

第六节　影像学检查在术前评估中的应用

主动脉夹层病情凶险，其破口位置、真假腔和受累血管等要素的不同直接决定了治疗方式和患者预后，其中破口的位置和大小是术式选择的主要依据。虽然DSA仍是目前公认的诊断"金标准"，但其为有创检查，随着CT技术的进步，CTA对主动脉夹层诊断的准确性不断提高，临床应用也更为广泛。评估内容有：①AD破口近侧锚定区距离；②LSA、左侧胸主动脉直径；③夹层累及的范围及主动脉主要分支血管的累及情况。

主动脉夹层的治疗主要分为内科治疗（保守治疗）、外科手术治疗和介入腔内支架隔绝术治疗。介入治疗目前主要有经皮主动脉内膜开窗术（fenestration of intimal flap，FIF）和腔内覆膜内支架修复术（endovascular aortic repair，EVAR）两种。

1. 主动脉夹层的分期和分型　对手术方案的制订非常重要，Stanford A型以外科血管置换及杂交手术为主，通过传统的外科手术与腔内介入技术有机结合，即"杂交手术"，是治疗DeBakey Ⅰ型主动脉夹层的新术式，在临床中的应用越来越多，较传统术式有更好的效果。对Stanford B型，即DeBakey Ⅲ型，以介入腔内支架隔绝术为主。

2. 确认破口的位置　术前若能清晰显示第一破口的位置将有利于手术的顺利进行。在CTA的薄层横断面图像及后处理图像上能提供破口的准确位置，但当有多个破口存在时，判断有时较难。心电门控主动脉CT成像对升主动脉，尤其是累及升主动脉根部破口的显示更好。

3. 确定真、假腔　在CTA图像上真、假腔的特点通常表现为真腔小，假腔大。真腔对比剂密度高，假腔对比剂密度低；真腔无血栓，假腔有部分血栓；真腔近端与正常主动脉延续，假腔近端表现为逆向撕裂，真腔在内，假腔在外；真腔呈直型，假腔呈螺旋形等。但是，主动脉形态多种多样，有多个破口时真、假腔的判定有时困难，术中造影对真、假腔的判定具有决定性意义。

4. 评估路径血管条件　路径血管指预计通过输送器的股动脉、髂动脉和主动脉，这些血管的病变可能导致输送器无法通过。

　　5. 测量近端相对正常颈部血管内径　这将决定所用支架型血管的直径。

参考文献

[1] Hayes AK , Fluman KR, Sandhu HS, et al. Emergency bedside ultrasound diagnosis of nontraumatic cardiac tamponade: a case of type A aortic dissection[J]. Acad Emerg Med,2008,15(9):874.

[2] Hu W,Schiele F,Meneveau N,et al.Value of intravascular ultrasound imaging in following up patients with replacement of the ascending aorta for acute type A aortic dissection[J]. Chin Med J (Engl),2008,121(21):2139–2143.

[3] Demertzis S, Casso G, Torre T, et al. Direct epiaortic ultrasound scanning for the rapid confirmational ulintraoperative aortic dissection[J]. Interact Cardiovasc Thorac Surg,2008,7(4):725–726.

[4] Clevert DA,Horng A,Clevert DA, et al. Contrast–enhanced ultrasound versus conventional ultrasoundand MS–CT in the diagnosis of abdominal aortic dissection[J]. Clin Hemorheol Microcirc,2009,43(1):129–139.

[5] Kaban J,Raio C.Emergency department diagnosis of aortic dissection by bedside transabdominal ultrasound[J]. Acad Emerg Med,2009,16(8):809–810.

[6] Perkins AM,Liteplo A,Noble VE.Ultrasound diagnosis of type A aortic dissection[J]. J Emerg Med,2010,38(4):490–493.

[7] BarrettC,Stone MB.Emergency ultrasound diagnosis of type A aortic dissection and apical pleura lcap[J]. Acad Emerg Med,2010,17(4):23–24.

[8] Williams J, Heiner JD, Perreault MD, et al. Aortic dissection diagnosed by ultrasound[J].West J Emerg Med, 2010, 11(1):98–99.

[9] Harish R,Jamwal A.Dissecting aortic aneurysm with Marfan syndrome[J]. Indian Pediatr, 2011, 48(1):75.

[10] Taylor KJ, Hilland S. Doppler US. Part 1. Basic principles, instrumentation and pitfalls[J]. Radiology,1990,(174):297－307.

[11] Winkler P, Hemke K, Mahl M. Major pitfalls in Doppler investigations.Part Ⅱ. Low flow velocities andcolor Doppler applications[J]. Pediatr Radiol ,1990,(20)304－310.

[12] 侯建平, 赵杰.128层螺旋CT血管成像技术在主动脉夹层中的临床应用[J]. 中西医结合心脑血管病杂志, 2017, 15(15):1949–1951.

[13] 李彦豪. 实用临床介入诊疗学图解[M]. 第3版. 北京: 科学出版社, 2013: 625–630.

[14] Wang W, Duan W, Xue Y, et al. Clinical features of acute aortic dissection from the Registry of Aortic Dissection in China[J]. J Thorac Cardiovas Surg, 2014, 148(6): 2995–3000.

[15] Paoe LA, Awais M, Woznicki EM, et al. Presentaion, diagnosis, and outcomes of acute aortic dissection: seventeen-year trends from the International Registry of Acute Aortic Dissection [J].J Am Coll Cardiol, 2015, 66(4): 350-358.

[16] Katrina FH, James D. The utility of multiple imaging modalities to diagnose acute aortic dissection[J]. CJEM, 2008, 10(1): 75-80.

[17] 蒲进, 夏春潮, 赵飞, 等. 双源CT大螺距联合智能调制及迭代重建技术在主动脉夹层成像中的应用[J]. 中华放射医学与防护杂志, 2019, 39(1): 6-10.

[18] Stephan K, Ibrahim A, Hüseyin I, et al. Stent-graft repair in acute and chronic diseases of the thoracic aorta[J]. Esp Cardio, 2008,61(10): 1070-1086.

[19] 陈亮, 杨剑, 刘金成, 等. 双源CT术前评估胸主动脉夹层破口的对照研究[J]. 医学争鸣, 2009, 30(10): 953-623.

第五章

主动脉夹层的诊断与鉴别诊断

主动脉夹层是一种致死性疾病，尤其是急性期主动脉夹层，进展迅速，累及范围广，随时可导致生命危险。未经手术治疗的急性A型主动脉夹层发病24小时内病死率每小时增加1%～2%，发病1周病死率超过70%。及早诊断、尽快治疗可显著降低病死率，因此主动脉夹层的早期诊断非常重要。

第一节　主动脉夹层的诊断要点

一、特征性症状——突发急性胸背部疼痛

绝大部分急性主动脉夹层患者的首发症状是胸骨后或胸背部撕裂样疼痛，少数为胸腹部闷痛或胀痛，90%以上患者有高血压病史，就诊时血压可明显升高。上述症状患者就诊时，必须首先怀疑有主动脉夹层的可能性。胸痛、心电图异常、心肌酶谱的升高，尽管是诊断急性心肌梗死或急性冠脉综合征的主要依据，但急性Ⅰ型主动脉夹层累及冠脉时也完全可出现上述改变。不少缺乏经验的基层医院一遇到胸痛患者就考虑为急性冠脉综合征，最后在冠脉造影时才发现为主动脉夹层，这个过程中极有可能造成患者夹层进展或破裂，而且造影前常规应用抗凝药对后续主动脉夹层手术亦造成较大影响。因此，对于急性胸痛患者应首先完善影像学检查，明确诊断。

2010年版ACC/AHA（美国心脏病协会）指南中提出诊断主动脉夹层的三个高危要素：高危病史、高危胸痛特征和高危体征（表5-1-1）。指南建议，对存在上述高危病史、症状及体征的初诊患者，应考虑疑诊主动脉夹层并尽快安排合理的辅助检查以明确诊断。

主动脉夹层诊治策略

表5-1-1　主动脉夹层的高危病史、症状及体征

高危病史	高危胸痛症状	高危体征
1.马方综合征等结缔组织病	1.突发疼痛	1.动脉搏动消失或无脉
2.主动脉疾病家族史	2.剧烈疼痛，难以忍受	2.四肢血压差异明显
3.已知的主动脉瓣疾病	3.撕裂样、刀割样尖锐痛	3.局灶性神经功能缺失
4.已知的胸主动脉瘤		4.新发主动脉瓣杂音
5.曾行主动脉介入或外科操作		5.低血压或休克

二、影像学检查的选择和推荐

急性主动脉夹层的诊断必须有影像学的依据，而选择影像学检查方法的原则是首选最简便、最迅速的方法，以达到尽早确诊、尽可能少移动患者、尽量缩短检查时间，减少患者在确诊过程中发生夹层破裂的风险。

1. CTA　首选主动脉CTA检查，诊断特异性可达100%。行胸主动脉+降主动脉+双侧髂动脉CTA检查可覆盖全部主动脉及主要分支，扫描时间仅5～6分钟，检查快速、高效、全面、准确，可用于确诊主动脉夹层，判断真、假腔大小，明确内膜破口位置，显示分支血管受累情况等。

2. 床旁心脏超声检查　可基本确诊Ⅰ型、Ⅱ型主动脉夹层和大部分Ⅲ型主动脉夹层，诊断特异性为80%～96%，对于夹层累及主动脉窦部或造成主动脉瓣关闭不全的诊断敏感性很高，对手术有指导意义。特别适合无法转运或搬动的危重症患者，一经超声确诊，即可立即实施手术抢救。但对于缺乏熟练心血管超声医师的基层单位，为避免耽误病情，应及时安排其他影像学检查。

3. 主动脉造影（DSA）　是主动脉夹层诊断"金标准"，但由于创伤大、风险高、开展条件受限，已不作为首选检查方法。在有条件的单位，主动脉造影应用于主动脉夹层的介入腔内治疗手术中。

4. CT灌注成像检查（CTPI）　是新技术，与CTA联合检查，简单快速、一站式扫描、创伤小、准确性高，可同时评估受夹层累及主要脏器灌注情况，指导个性化手术治疗方案。但对CT设备要求高，须配套高级软件，大部分市一

56

级医院尚未开展。

5. MRA　诊断特异性达95%～100%，但该检查耗时长（超过30分钟）、受限多、风险大，不适合急诊检查，多应用于碘过敏、严重肾功能损害、妊娠、甲状腺功能亢进以及慢性主动脉夹层患者。

6. 其他　对于疑似急性主动脉夹层患者应完善床旁心电图检查，可协助判断有无冠脉受累或合并冠心病等情况。胸部CT平扫，无法确诊主动脉夹层，不建议应用。

三、急性A型主动脉夹层诊断时须同时明确的注意事项

1. 升主动脉直径与真腔直径　90%以上的主动脉夹层破裂在升主动脉及主动脉根部，通过影像学检查测量升主动脉直径＞6cm，升主动脉真腔直径＜1cm，均提示病情凶险，患者出现主动脉夹层破裂风险很大，须尽快急诊手术治疗。

2. 心包积液或左侧胸腔积液　心脏超声或CT一旦发现心包积液征象，提示患者主动脉夹层已撕裂至主动脉根部，主动脉外膜已非常薄弱，夹层假腔内血液渗入心包腔造成心包积血甚至局部已出现小的破口，患者随时可能出现心脏压塞导致猝死。出现左侧胸腔大量积液征象提示弓降部主动脉夹层随时有破裂危险或已经部分破入左侧胸腔。此类患者多出现循环不稳定、血压下降、脉压差缩小、中心静脉压升高等心脏压塞症状。此时行心包穿刺或胸腔穿刺引流术并不能缓解病情，必须急诊手术方可挽救患者生命。

3. 主动脉窦部直径与主动脉瓣病变　急性Ⅰ型主动脉夹层多累及主动脉窦，导致主动脉窦瘤样扩张，同时并发主动脉瓣轻至重度关闭不全，进而导致左心功能受损。术前通过心脏超声明确主动脉窦部病变程度及主动脉瓣反流情况，对指导手术选择Bentall、David或单纯主动脉瓣成形具有重要意义，帮助患者术后心功能顺利恢复。

4. 灌注不良综合征　夹层累及主动脉重要分支血管可导致脏器缺血或灌注不良的临床表现，是一种严重的主动脉夹层并发症。在接受手术的主动脉夹层

患者中，20%～40%术前合并灌注不良综合征，手术死亡率高达29%～89%。其中，脑灌注不良发生率为5%～46%，患者表现为晕厥、意识障碍、谵妄等，或肢体活动障碍；冠脉灌注不良发生率为5.7%～11.3%，患者出现急性冠脉综合征表现；肠系膜灌注不良发生率为6%左右，患者出现胃肠道缺血表现，如急腹症、肠坏死、便血等，死亡率极高、预后很差；肢体灌注不良发生率为15%～45%，表现为患侧肢体缺血性疼痛甚至坏死；肾脏灌注不良发生率为18%～55%，导致少尿、无尿或急性肾衰竭。因此，术前及时判断患者是否合并灌注不良综合征以及灌注不良脏器数量，对判断手术预后及手术方式选择有重要的指导意义。通过细致阅读患者主动脉CTA影像，结合临床症状，可明确诊断主动脉夹层合并脏器灌注不良情况。

第二节　主动脉夹层的鉴别诊断

1. **主动脉瘤**　主动脉瘤在进展期也会出现胸痛症状，胸片显示纵隔影增宽，胸部CT平扫可见主动脉增粗、瘤样扩张，尤其是合并附壁血栓的主动脉瘤在胸腹部CT平扫中可表现出充盈缺损，容易误诊为主动脉夹层或壁间血肿。但主动脉瘤通常呈梭形扩张，附壁血栓呈新月形环绕主动脉壁，同时伴有主动脉壁的周围性钙化。增强CT可清晰分辨附壁血栓，横断面影像中主动脉腔内不可见撕裂的内膜瓣影。

2. **急性冠脉综合征**　急性冠脉综合征是以冠状动脉粥样硬化斑块破裂或侵袭，继发完全或不完全闭塞性血栓形成为病理基础的一组临床综合征，包括急性ST段抬高性心肌梗死、急性非ST段抬高性心肌梗死和不稳定型心绞痛。急性冠脉综合征是一种常见的严重心血管疾病，患者常表现为发作性胸痛、胸闷等症状。但是主动脉夹层的疼痛集中在前胸、后背部，比急性冠脉综合征出现的疼痛更剧烈，持续时间更长。另外，由于主动脉夹层累及范围广，临床表现更加复杂，往往还会合并头晕、下肢麻木、双上肢血压不对称、腹痛等症状，及时行主动脉CTA或胸部增强CT检查可明确诊断。

3．主动脉穿透性溃疡　　主动脉穿透性溃疡即主动脉穿透性粥样硬化性溃疡，是由于在主动脉内膜产生动脉粥样硬化、斑块，同时动脉血管内膜发生退行性病变，当硬化的粥样斑块发生破溃、脱落，可致动脉血管内膜形成深浅不一的溃疡，从而形成主动脉壁血肿，可有明显的胸背部疼痛症状，临床上与主动脉夹层统称为急性主动脉综合征。但主动脉穿透性溃疡多是孤立性病变，也可以同时发生在主动脉的多个部位，且病变一般较局限，典型的增强CT表现为"蘑菇状"龛影，常伴有主动脉壁的钙化和主动脉内膜增厚。

参考文献

[1]　Erbel R, Aboyans V, Boileau E,et al.2014 ESC Guidelines on the diagnosis and treatment of aortic diseases: Document covering acute and chronic aortic diseases of the thoracic and abdominal aorta of the adult. The Task Force for the Diagnosis and Treatment of Aortic Diseases of the European Society of Cardiology (ESC)[J].Eur Heart J,2014,35(41):2873-2926.

[2]　De León Ayala IA,Chen YF.Acute aortic dissection:an update[J]. Kaohsiung J Med Sci, 2012, 28(6): 299-305.

[3]　Tolenaar JL,Froehlich W,Jonker FH W,et al.Predicting in-hospital mortality in acute type B aortic dissection:evidence from International Registry of Acute Aortic Dissection[J]. Circulation,2014,130(1):45-50.

[4]　Meszaros I, Morocz J, Szlavi J, et al. Epidemiology and clinicopathology of aortic dissection[J]. Chest,2000,117(5):1271-1278.

[5]　Howard DP,Banerjee A,Fairhead JF,et al.Population-based study of incidence and outcome of acute aortic dissection and premorbid risk factor control:10-year results from the Oxford vascular study[J]. Circulation,2013,127(20):2031-2037.

[6]　Yu HY,Chen YS,Huang SC,et al.Late outcome of patients with aortic dissection:study of a national datebase[J].Eur J Cardiothorac Surg,2004,25(5):683-690.

[7]　Ghoreishi M,Wise ES,Croal-Abrahams L,et al.A novel risk score predicts operative mortality after acute type A aortic dissection repair[J].Ann Thorac Surg,2018,106(6):1759-1766.

[8]　Wang W, Duan W, Xue Y, et al.Clinical features of acute aortic dissection from the Registry of Aortic Dissection in China[J].J Thorac Cardiovasc Surg,2014,148(6):2995-3000.

[9]　中国医师协会心血管外科分会大血管外科专业委员会.主动脉夹层诊断与治疗规范中国专家共识[J].中华胸心血管外科杂志,2017,33(11):641-654.

[10]　Trimarchi S,Nienaber CA,Rampoldi V,et al.Contemporary results of surgery in acute type A aortic

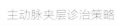
dissection:The International Registry of Acute Aortic Dissection experience[J].J Thorac Cardiovasc Surg,2005,129(4):112–122.

[11] Bonser RS,Ranasinghe AM,Loubani M,et al.Evidence, lack of evidence, controversy, and debate in the provision and performance of the surgery of acute type A aortic dissection[J].J Am Coll Cardiol,2011,58(23):2455–2474.

[12] Kawahito K, Kimura N, Yamaguchi A, et al. Malperfusion in type A aortic dissection:results of emergency central aortic repair[J].Gen Thorac Cardiovasc Surg, 2019,67(7):594–601.

[13] Peterson MD,Mazine A,El–Hamamsy I,et al.Knowledge,attitudes,and practice preferences of Canadian cardiac surgeons toward the management of acute type A aortic dissection[J].J Thoracic Cardiovasc Surg,2015,150(4):824–831.

[14] 孙立忠.急性A型主动脉夹层的外科治疗[J].心血管外科杂志(电子版),2014(3):105–108.

[15] Grimm JC,Magruder JT,Crawford TC,et al.Differential outcomes of type A dissection with malperfusion according to affected organ system[J].Ann Cardiothorac Surg,2016,5(3):202–208.

[16] Pacini D,Leone A,Belotti LM,et al.Acute type A aortic dissection:significance of multiorgan malperfusion[J].Eur J Cardiothorac Surg,2013,43(4): 820–826.

第六章

主动脉夹层的治疗方式及进展

第一节　A型主动脉夹层

一、内科基本药物治疗

A型主动脉夹层（type A aortic dissection，TAAD）的内科基本治疗主要包括：将患者收入监护病房进行监测、镇静、镇痛、快速控制血压和心率，以减少左心室收缩压的最大上升速率（dP/dt），防止夹层血肿的扩张和夹层的破裂。在保证器官足够灌注的前提下，使用药物治疗迅速（20～30分钟内）将收缩期血压降低并控制为100～120mmHg，将心率控制为60～80次/分。

1. 镇静、镇痛　可以选择吗啡、盐酸哌替啶等阿片类药物肌内注射或者静脉注射减轻患者的疼痛反应，降低交感神经兴奋导致的心率和血压升高。持续静脉泵入右美托咪定可以通过激动 α_2-肾上腺素受体达到镇静作用而又不影响唤醒。

2. 控制心率、血压　首选静脉泵入 β 受体阻滞剂（美托洛尔、艾司洛尔）可以降低心率和血压，减少左心室收缩压的最大上升速率（dP/dt）。如果使用 β 受体阻滞剂后收缩期血压不达标，可以静脉泵入乌拉地尔、尼卡地平、硝普钠等药物进一步控制收缩期血压，减小后负荷。但是，硝普钠不能单独用于主动脉夹层的治疗，尤其在主动脉夹层患者心率未得到良好控制时，因为使用硝普钠可引起反射性儿茶酚胺释放，导致心室收缩压最大上升速率（dP/dt）增加，主动脉壁切应力增加，可能加重夹层病情。

二、介入及手术治疗

国内外对于A型主动脉夹层一经确诊均应尽早行手术治疗已达成共识，但对于具体的外科治疗策略仍存在争议。A型主动脉夹层的手术治疗方法主要包括外科开胸手术、杂交手术和胸主动脉腔内修复术（thoracic endovascular aortic repair，TEVAR）。

（一）适应证与禁忌证

1. 适应证　为防止A型主动脉夹层患者出现心脏压塞或大出血导致患者死亡，A型主动脉夹层一经确诊，都应尽早行手术治疗。根据夹层累及的范围和程度不同，选择不同的手术方式。

2. 禁忌证　脑死亡是A型主动脉夹层进行手术治疗的绝对禁忌证。A型主动脉夹层进行手术治疗的相对禁忌证包括持续昏迷、胃肠道缺血伴肉眼血便或黑便、持续的心肺复苏。有研究表明，合并胃肠道灌注不良的主动脉夹层患者，手术治疗的死亡率高达70%～100%。脑卒中、急性截瘫和急性肾功能衰竭不是手术的禁忌证。

（二）外科开胸手术

1. 主动脉根部重建　若主动脉夹层未累及主动脉瓣及主动脉窦部，不影响左右冠脉的血流，手术可保留主动脉瓣及主动脉窦部，仅置换升主动脉。否则，根据主动脉夹层累及主动脉根部的情况和程度不同，主动脉夹层根部可选用4种不同的根部重建的手术方式，分别是Bentall术、Cabrol术、Wheat术和David术。

（1）Bentall术（图6-1-1）：Bentall术由心脏外科专家Bentall和DeBono于1968年报道。Bentall术将主动脉瓣、主动脉窦部及部分升主动脉使用带瓣的人工血管进行置换，并将双侧冠状动脉的开口吻合在人工血管侧面。手术适用于主动脉夹层导致主动脉根部明显扩张，冠状动脉开口明显移位，主动脉瓣无法成形的患者（图6-1-2）。

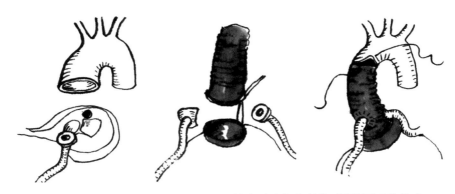

图6-1-1　Bentall术：带瓣人工血管主动脉根部替换+冠脉开口移植术

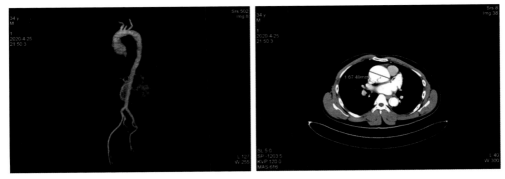

图6-1-2　患者，男，34岁，诊断：A型主动脉夹层，主动脉窦瘤（直径约67mm），主动脉瓣重度关闭不全，马方综合征。行Bentall+全弓置换+降主动脉支架象鼻手术

（2）Cabrol术（图6-1-3）：Cabrol术是心脏外科专家Cabrol在Bentall术的基础上进行改良而来的，最早报道于1981年。Cabrol术与Bentall术的不同之处在于左、右冠状动脉开口的吻合方法不同。Bentall术将左、右冠状动脉开口直接移植到带瓣人工血管上。而Cabrol术将左、右冠状动脉开口通过一段直径8～10mm的人工血管吻合于带瓣的人工血管上。Cabrol手术的优点在于冠脉开口移植的吻合口张力小，吻合方便。但Cabrol术术中吻合冠状动脉的人工血管较细，易发生扭曲或形成血栓，影响心肌供血。

（3）Wheat术（图6-1-4）：Wheat术是由心脏外科专家Wheat等于1964年首先报道。Wheat术使用人工主动脉瓣膜和人工血管分别替换了夹层患者的病变主动脉瓣和升主动脉，而保留了主动脉窦部。Wheat术适用于主动脉夹层导致升主动脉明显扩张，而主动脉窦部无明显病变或病变较轻，但患者本身主动脉瓣存在病变而无法保留的患者。Wheat术与Bentall术的不同之处在于，前者保留了左、右冠状动脉开口及其附着的主动脉窦壁。

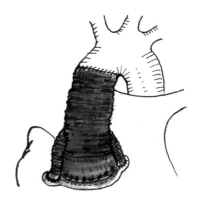

图6-1-3　Cabrol术：改良的Bentall术（冠状动脉开口通过人工血管移植）

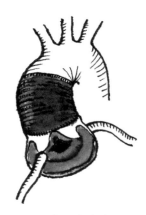

图6-1-4　Wheat术：主动脉瓣置换+升主动脉替换术（保留主动脉窦部）

（4）David术（图6-1-5）：由加拿大心脏外科专家David于1992年报道。David术是保留主动脉瓣的主动脉根部替换术。David术适用于主动脉夹层累及升主动脉及主动脉窦部或主动脉夹层合并主动脉窦瘤但主动脉瓣瓣叶正常的患者。David术保留了夹层患者自身的主动脉瓣，避免了置换主动脉瓣后长期的抗凝治疗和卡瓣等并发症（图6-1-6）。根据主动脉窦成形方法的不同形成不同术式，常用术式有David I 型和David II 型手术。

2. 主动脉弓部重建　国内外针对A型主动脉夹层的主动脉弓重建的策略不同。欧美国家多采取升主动脉置换+部分主动脉弓置换手术，而国内专家推荐孙氏手术作为复杂型A型主动脉夹层的标准手术，即行全主动脉弓置换+降主动脉支架象鼻手术（图6-1-7）。这是因为我国夹层患者平均年龄为51岁，较国外夹层患者63岁的平均年龄年轻了12岁，采用全主动脉弓置换手术可以避免部分主动脉弓置换术后较高的再次手术发生率。但如果夹层患者年龄较大、身体条件较差，或心脏中心技术条件限制等，对于主动脉弓部无破口的A型主动脉夹层，也可考虑行升主动脉置换+部分主动脉弓置换手术。此外，行全主动脉弓置换的远端吻合口，即四分叉人工血管与象鼻支架的吻合口推荐吻合于左侧颈总动脉与左锁骨下动脉之间，这样分支人工血管与弓上三个分支血管的吻合会更顺畅，可以减少远期脑血管意外事件的发生。

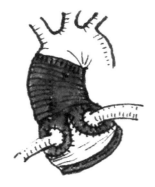

图6-1-5　David术：主动脉窦部、升主动脉人工血管置换+左、右冠状动脉开口移植术

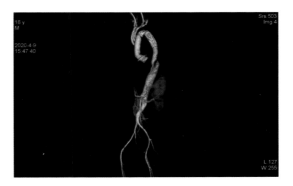

图6-1-6　患者，男，18岁，术前诊断：主动脉夹层（A型）+主动脉窦瘤+马方综合征，急诊行David术+全弓置换+降主动脉支架象鼻手术，术后复查主动脉CTA三维重建图

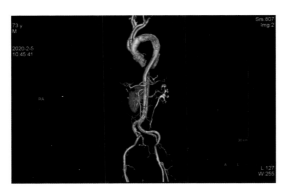

图6-1-7　全主动脉弓置换+降主动脉支架象鼻手术后主动脉CTA三维重建图像

3. 合并灌注不良综合征（malperfusion syndrome，MPS）的治疗策略　合

并灌注不良综合征是A型主动脉夹层行外科开胸手术后死亡的独立危险因素。国内研究者发现，术前存在脊髓灌注不良、内脏器官灌注不良、肾灌注不良和脑组织灌注不良的A型主动脉夹层患者，行孙氏手术后院内死亡的OR值分别为22.79、22.98、12.67和7.10。斯坦福大学Peter Chiu总结10年间305例A型主动脉夹层行早期急诊手术的患者，其中82例（26.9%）合并灌注不良综合征，灌注不良组和非灌注不良组在院内死亡率及中期（术后8年）生存率上无差异，灌注不良组10年主动脉分支介入治疗率更高（12.5% vs 5.7%）。因此，建议对合并灌注不良综合征的A型主动脉夹层应尽早行急诊手术，通过手术改善器官的灌注情况，确实不能改善的术后再考虑介入或手术等进一步治疗。而密歇根医学院的Bo Yang则认为，由于外科手术并不能解决由于血栓等导致的分支血管灌注不良，因此建议对于没有夹层破裂和心脏压塞等情况又合并灌注不良的稳定的A型主动脉夹层，先采用介入开窗或支架等方案来解决灌注不良的问题，二期再行外科开胸手术治疗。Bo Yang报道采用这一治疗策略后可以降低合并灌注不良的A型主动脉夹层住院期间的死亡率（21% vs 10.7%）。目前国内心脏外科中心更多的是采用"斯坦福"的治疗策略，但随着介入治疗水平的提高，也在尝试采用"密歇根"的治疗策略，相信通过更多的临床实践和总结研究，能改善合并灌注不良的A型主动脉夹层的治疗效果。

（三）杂交手术

对于累及主动脉弓部的A型主动脉夹层，可以选择杂交手术，即主动脉弓部去分支手术（通过人工血管建立无名动脉与左侧颈总动脉或左侧锁骨下动脉的连接）+主动脉腔内修复术，且主动脉腔内修复术最好在弓部去分支手术后尽快实施，以避免期间出现夹层破裂。杂交手术避免了深低温停循环，甚至可能避免开胸手术，减轻了手术损伤。有研究表明，杂交手术相较于传统开胸手术，可以缩短手术时间和ICU住院时间，减少围术期神经系统和呼吸系统的并发症，但可能增加了远期内漏和脑血管事件的发生率。综合考虑，对于年轻患者，为保证更好的远期疗效，首选还是开胸外科手术。对于年龄大（＞70岁），术前心脏功能或全身重要脏器功能不全，预估不能耐受深低温停循环手术打击的夹层患者，可以考虑行杂交手术。

（四）胸主动脉腔内修复术（TEVAR）

国内外关于A型主动脉夹层的TEVAR治疗的文献报道较少，国内有学者报道单中心15例升主动脉夹层患者行TEVAR治疗的效果，该组病例无手术死亡，并发症发生率为53.33%，再次干预率为26.67%，中期随访效果良好。但A型主动脉夹层进行TEVAR治疗存在较大的难度和缺陷，且术后可能出现的支架近端再发夹层、内漏、主动脉破裂等是主要的并发症和致死因素，因此，不推荐TEVAR作为A型主动脉夹层的常规治疗。而对于完全不能耐受外科开胸手术或杂交手术的患者，如存在多器官功能衰竭、心功能分级≥Ⅲ级、ASA分级≥Ⅳ级等情况时，可考虑行TEVAR治疗。

第二节　B型主动脉夹层

虽然B型主动脉夹层（type B aortic dissection，TBAD）的患者相对于A型主动脉夹层的患者更加平稳，但有相当一部分B型主动脉夹层也会出现严重的并发症。复杂的B型主动脉夹层是指合并以下情况之一者：主动脉撕裂，持续的或再发的疼痛，联合用药仍难以控制的高血压，主动脉明显增粗，脑、脊髓、内脏、肾或外周血管的灌注不良。而不合并上述情况的B型主动脉夹层称为非复杂性的B型主动脉夹层。

一、内科基本药物治疗

所有B型主动脉夹层患者都需要接受药物治疗来控制心率和收缩期血压，以减少血流对主动脉壁的压力，避免出现致命的并发症。有研究表明，使用β受体阻滞剂和钙通道阻滞剂与改善B型主动脉夹层的预后相关。

二、非复杂性的B型主动脉夹层

对于非复杂性的B型主动脉夹层，推荐优先考虑药物治疗，并建议在药物治疗后的早期再行CTA或MRI检查重新评估夹层情况。有研究表明，85%～90%的非复杂性的B型主动脉夹层可以仅通过药物治疗出院。目前的研究尚不能证明胸主动脉腔内修复术（TEVAR）和外科手术对比药物治疗非复杂性的B型主动脉夹层存在显著优势。对非复杂性的B型主动脉夹层患者5年的研究表明，TEVAR+药物治疗组和单纯药物治疗组的全因死亡率差异无统计学意义，但TEVAR+药物治疗组主动脉相关并发症及相关死亡低于单纯药物治疗组。国内腾皋军等对非复杂性的B型主动脉夹层11年的回顾性研究表明，TEVAR+药物治疗组早期介入支架相关的并发症较多，但远期主动脉相关并发症明显低于药物治疗组，5年生存率也高于药物治疗组。由于我国B型主动脉夹层的发病年龄较低，因此国内专家推荐对于非复杂性的B型主动脉夹层患者在基本药物治疗的基础上首选TEVAR（图6-2-1）作为进一步的治疗措施，并尽可能在亚急性期（发病1～2周）进行TEVAR治疗，以减少主动脉相关并发症，获得更好的远期疗效。

但是TEVAR用于B型主动脉夹层也有一定的要求，需要病变的近端锚定区大于1.5cm和合适的动脉入路。对于近端锚定区不足的B型主动脉夹层患者，国内专家推荐可采用附加技术（如烟囱技术、开窗技术）的TEVAR，杂交手术（主动脉弓部去分支+TEVAR）或直视支架象鼻手术。其中，对于结缔组织疾病引起的B型主动脉夹层患者，合并主动脉根部疾病或需要处理心内疾病且能耐受开胸手术的患者，推荐采用直视支架象鼻手术。对于年龄较大，不能耐受开胸手术的B型主动脉夹层患者，推荐采用附加技术的TEVAR或杂交手术。

国外有研究表明，非复杂性的B型主动脉夹层急性期开胸行主动脉弓+降主动脉置换、降主动脉置换或胸腹主动脉置换的死亡率显著高于慢性B型主动脉夹层的同类手术。所以提出对非复杂性的B型主动脉夹层患者采取观察等待策略，就是终身随访，等主动脉直径≥55～60mm再行外科手术治疗或TEVAR。但是这种策略也存在两个弊端，一是终身随访存在漏访的风险，二是主动脉壁的退化和主动脉的进一步扩张，可能使推迟的外科手术或TEVAR更复杂和困难。这种策略可能不适合我国的国情。

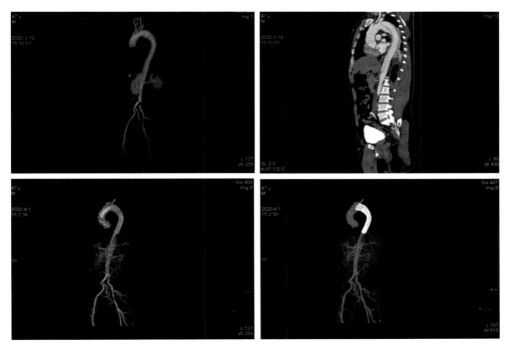

图6-2-1　上图：B型主动脉夹层术前主动脉CTA图像。下图：B型主动脉夹层行TEVAR治疗后复查主动脉CTA图像

三、复杂性的B型主动脉夹层

如前所述，复杂性的B型主动脉夹层是指合并主动脉撕裂，持续的或再发的疼痛，联合用药仍难以控制的高血压，主动脉明显增粗，脑、脊髓、内脏、肾或外周血管的灌注不良等情况的B型主动脉夹层。这些并发症是导致复杂性的B型主动脉夹层患者早期死亡的主要原因。有分析表明，复杂性的B型主动脉夹层患者的早期死亡率显著高于非复杂性的B型主动脉夹层患者（16.1% vs 2.6%）。国内外越来越多的临床分析表明，TEVAR治疗复杂性的B型主动脉夹层的早期和中期疗效是令人满意的。国内的荟萃分析表明，TEVAR治疗B型主动脉夹层的手术成功率达到了97.66%～99.20%，术后30天患者的死亡率仅为2.2%～3.55%，早期疗效满意。由于具有创伤小、死亡率低和较好的远期效

果，TEVAR已经成为复杂性的B型主动脉夹层治疗的首选，尤其是对于锚定区充足以及非结缔组织疾病导致的B型主动脉夹层。但是对于合并内脏灌注不良的B型主动脉夹层，使用TEVAR治疗和手术治疗死亡率相当，预后较差。提示我们，对于B型主动脉夹层，若出现内脏灌注不良，要早发现、早诊断、早治疗，可能是提升这部分患者治疗效果的关键。

目前国内专家对于急性B型主动脉夹层的推荐治疗策略如图6-2-2所示，所有B型主动脉夹层均须接受最佳的药物治疗（镇静镇痛、控制血压）来避免夹层的进一步发展。对于以马方综合征等遗传性结缔组织病为病因的或合并心内结构或主动脉根部病变需要同期手术的B型主动脉夹层，推荐行开胸手术治疗。而除此之外的B型主动脉夹层，如果锚定区充足，则考虑行TEVAR；如果锚定区不充足，则根据具体病情，考虑行附加技术［如开胸（图6-2-3）、烟囱、分支支架等］的TEVAR、杂交手术（图6-2-4）或开胸手术治疗。

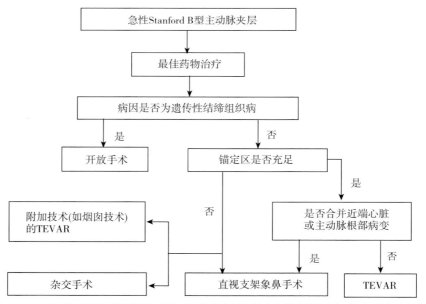

注：若Stanford B型夹层病因系结缔组织疾病，但患者出现危及生命的急诊情况，如主动脉破裂或濒临破裂，可用TEVAR或EVAR治疗作为抢救性措施

图6-2-2　国内专家推荐的B型主动脉夹层的治疗策略流程图

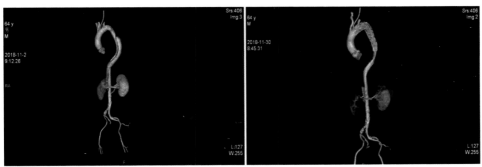

图6-2-3　B型主动脉夹层患者，左图为术前主动脉CTA三维重建图，见左侧椎动脉起源于主动脉弓，左锁骨下动脉距夹层破口近，选择开窗技术，保证左侧椎动脉及左锁骨下动脉的血供；右图为TEVAR附加开窗术后复查主动脉CTA的三维重建图

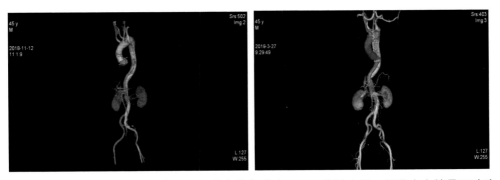

图6-2-4　B型主动脉夹层患者，左图为术前主动脉CTA三维重建图，见迷走右锁骨下动脉起源于主动脉弓上左锁骨下动脉后方，合并科梅内尔憩室，夹层累及左、右锁骨下动脉开口，选择杂交手术，右锁骨下动脉-右颈总动脉-左颈总动脉-左锁骨下动脉人工血管旁路+主动脉夹层腔内隔绝术。右图为术后复查主动脉CTA的三维重建图

第三节　主动脉壁间血肿

　　主动脉壁间血肿（intramural hematoma，IMH）是指因主动脉壁上的滋养动脉破裂或动脉粥样硬化斑块导致的内膜溃疡引起主动脉壁内的血肿，属于急性主动脉综合征（占10%～30%），是主动脉夹层的一种特殊类型。主动脉壁间血肿的血肿通常呈新月形或圆周形，其区别于主动脉夹层的特点在于没有内膜的撕裂和真、假腔之间的血流交通（图6-3-1）。主动脉壁间血肿可以发生于

升主动脉、主动脉弓及降主动脉，其比例分别为 30%、10%、60%。其分型与主动脉夹层的分型类似，根据是否累及升主动脉或主动脉弓分为Standford A型主动脉壁间血肿和Standford B型主动脉壁间血肿。

很多研究都表明，与典型的主动脉夹层相比，主动脉壁间血肿有更好的短期和长期预后。Kaji等研究发现，B型主动脉壁间血肿与B型主动脉夹层相比，有更低的院内死亡率（0% vs 14%，$P=0.006$）和更高的5年生存率（97% vs 79%，$P=0.009$）。分析其原因可能在于：一是主动脉壁间血肿患者更少发生分支血管的闭塞和进一步的脏器灌注不良，而脏器灌注不良可能引起致命的并发症；二是大多数主动脉壁间血肿患者血栓化的血肿可以被分解吸收，主动脉壁可能回归重塑。

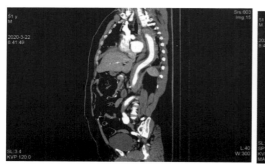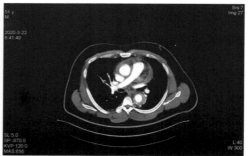

图6-3-1　主动脉壁间血肿动脉CTA图像

一、B型主动脉壁间血肿

对于B型主动脉壁间血肿，国际上推荐在密切监测的基础上联合使用缓解疼痛和控制血压的药物治疗。有研究发现，主动脉壁间血肿经过药物保守治疗后出现进展（如再次出现胸痛，进展为主动脉夹层，壁间血肿增厚）的患者中仅7%应用了β受体阻滞剂，而未进展的患者中有49%使用了β受体阻滞剂，提示对于B型主动脉壁间血肿，我们应使用以β受体阻滞剂为基础的联合药物治疗。并且，对于药物治疗后的B型主动脉壁间血肿，应再次进行动脉CTA等影像学检查来评估是否出现病情进展。如进展为复杂的B型主动脉壁间血肿或主动脉夹层，应考虑行TEVAR（图6-3-2）、杂交手术（图6-3-3）或外科手术治疗。

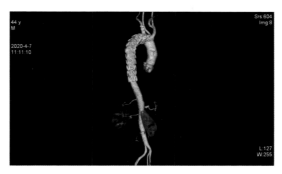

图6-3-2　B型主动脉壁间血肿患者，选择分支型主动脉支架植入术术后复查主动脉CTA的三维重建图

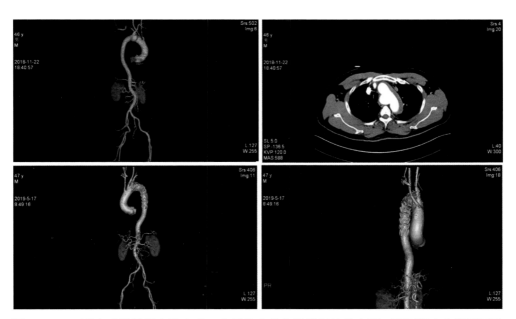

图6-3-3　B型主动脉壁间血肿患者，上图为术前主动脉CTA检查图，可见迷走右锁骨下动脉起源于主动脉弓部左锁骨下动脉后方，合并科梅内尔憩室，选择杂交+分支支架植入手术。下图为右颈总动脉–右锁骨下动脉人工血管旁路+分支型主动脉支架植入术术后复查主动脉CTA的三维重建图

二、A型主动脉壁间血肿

A型主动脉壁间血肿的治疗原则、手术时机及手术指征尚存在争论。

Harris等在2012年的研究发现，对于A型主动脉壁间血肿，给予早期手术治疗的患者的院内死亡率明显低于给予保守治疗的患者（24.1% vs 40.0%）。因此，欧美多主张A型主动脉壁间血肿应早期行手术治疗，认为A型主动脉壁间血肿本身就是手术指征。

而在东方人群中的研究对比了A型主动脉壁间血肿和A型主动脉夹层的保守治疗，结果A型主动脉壁间血肿的住院死亡率明显低于A型主动脉夹层（7% vs 34%），5年生存率明显高于A型主动脉夹层（90% vs 60%）。且有多个研究发现，A型主动脉壁间血肿出现进展后再手术并不会增加死亡率。因此，对于A型主动脉壁间血肿研究者更倾向于采用密切监测随访下的内科保守治疗，当出现进展时再考虑进一步的手术治疗。有综述研究发现，东方人群A型主动脉壁间血肿的发病率明显高于欧美人群（31.7% vs 10.9%，$P<0.0001$），采用药物保守治疗的比例东方明显高于欧美（77.9% vs 48.8%，$P<0.0001$），保守治疗后的死亡率东方明显低于欧美（7.8% vs 33.3%，$P<0.0001$），总体死亡率东方也显著低于欧美（9.4% vs 20.6%，$P<0.003$）。推测可能与东方人群和欧美人群在人种、基因、生活习性、饮食习惯和环境等方面的因素存在差异有关。

当前国内对于A型主动脉壁间血肿可采用密切监测随访下的内科保守治疗，当出现下列情况时，考虑早期行手术治疗：

（1）最大主动脉直径≥50mm；

（2）最大血肿厚度≥11mm；

（3）持续或反复出现胸痛；

（4）联合用药仍无法控制的高血压；

（5）心脏压塞；

（6）合并其他需要手术处理的心脏疾病。

参考文献

[1] 中国医师协会心血管外科分会大血管外科专业委员会.主动脉夹层诊断与治疗规范中国专家共识[J]. 中华胸心血管外科杂志，2017, 33(11): 641–654.

[2] The Task Force for the Diagnosis and Treatment of Aortic Diseases of the European Society of Cardiology (ESC). 2014ESC Guidelines on the diagnosis and treatment of aortic diseases[J]. Eur Heart J, (2014) 35, 2873–2926.

[3] Michael C,Catherine F,Castner RN, et al. Acute aortic syndromes: diagnosis and treatment[J]. Mo Med, 2017,114(6):458–463.

[4] Koo HK, Lawrence KAK, Musini VM. Beta–blockers for preventing aortic dissection in Marfan syndrome[J]. Cochrane Database Syst Rev,2017, 11(1): CD011103.

[5] Li DL, He YJ, Wang XH, et al. Long–term results of thoracic endovascular aortic repair for type B aortic dissection and risk factors for survival[J]. J Endovasc Ther, 2020,27(3):358–367.

[6] Hughes GC. Management of acute type B aortic dissection; ADSORB trial[J]. J Thorac Cardiovasc Surg, 2015,149(2 Suppl):S158–162.

[7] Goldfinger JZ, Halperin JL, Marin ML, et al. Thoracic aortic aneurysm and dissection[J]. J Am Coll Cardiol, 2014,64(16):1725–1739.

[8] Schepens MAAM. Type B aortic dissection: new perspectives[J]. J Vis Surg, 2018,4:75.

[9] Kaji S. Update on the therapeutic strategy of type B aortic dissection[J]. J Atheroscler Thromb, 2018,25(3):203–212.

[10] Yang B, Rosati CM, Norton EL, et al. Endovascular fenestration/stenting first followed by delayed open aortic repair for acute type A aortic dissection with Malperfusion syndrome[J]. Circulation, 2018,138(19):2091–2103.

[11] Chiu P, Tsou S, Goldstone AB,et al. Immediate operation for acute type A aortic dissection complicated by visceral or peripheral malperfusion[J]. J Thorac Cardiovasc Surg, 2018,156(1):18–24.e3.

[12] Kaji S, Akasaka T, Katayama M, et al. Long–term prognosis of patients with type B aortic intramural hematoma[J]. Circulation, 2003,108(Suppl 1): II307–311.

[13] Harris KM, Braverman AC, Eagle KA, et al. Acute aortic intramural hematoma: an analysis from the International Registry of Acute Aortic Dissection[J]. Circulation, 2012,126(11 Suppl 1):S91–96.

[14] Pelzel JM, Braverman AC, Hirsch AT, et al. International heterogeneity in diagnostic frequency and clinical outcomes of ascending aortic intramural hematoma[J]. J Am Soc Echocardiogr, 2007,20(11):1260–1268.

[15] Kitai T, Kaji S, Yamamuro A, et al. Clinical outcomes of medical therapy and timely operation in initially diagnosed type A aortic intramural hematoma: a 20–year experience[J]. Circulation, 2009,120(11 Suppl):S292–298.

第七章

主动脉夹层的术后监护

第一节　主动脉夹层开放手术的术后监护

A型主动脉夹层患者手术的目的是尽可能替换有问题的动脉血管，消除假腔，术中经历中–深低温体外循环，术后的血流动力学较术前有较大的改变。随着手术方法和术后监护的进步，主动脉夹层手术的死亡率和并发症发生率有进一步的降低，改善了此类患者的预后。

一、术后血流动力学评估和管理

术后血流动力学的良好评估和优化管理是主动脉夹层术后监护最重要的目的。通过对血流动力学进行充分评估，评价循环功能，指导术后监护的处理，改善组织和器官脏器的灌注和供氧，减少心脏的负荷，可以促进患者术后的康复。

血流动力学评估应包括对术前、术中情况的全面了解。术前状态包括：夹层累及范围，心、肝、肾等重要脏器血供及功能，血压及用药史，心率，中心静脉压，尿量，乳酸，凝血功能等。术中状态包括：手术方式，体外循环时间，深低温体循环时间，灌装方式，术中输液输血等。对患者术前、术中状态综合评估，有助于术后血流动力学状态的优化。评估和优化血流动力学状态，应从整体入手，注重血流动力学状态的趋势。良好的血流动力学状态，应该是血管活性药物简单，患者精神状态良好，四肢末梢温暖，尿量充足。监护室常用的数值和公式见表7–1–1。

表7-1-1 监护室常用的数值和公式

术后早期血流动力学参数	预期值
平均动脉压（MAP）	60～90mmHg
收缩压（SBP）	90～140mmHg
右心房压力（RAP）	5～15mmHg
心指数（CI）	2.2～4.4L/（min·m²）
肺动脉楔压（PAWP）	10～15mmHg
体循环血管阻力（SVR）	1400～2800dynes/cm⁵
常见血流动力学公式	**参考值**
CO = SV × HR CO，心排血量；HR，心率；SV，每搏量	4～8L/min
CI = CO/BSA BSA，体表面积	2.2～4.4L/（min·m²）
$SV = \dfrac{CO（L/min）× 1000（ml/L）}{HR}$	60～100ml/beat
SVI = SV/BSA SVI，每搏量指数	33～47ml/（beat·m²）
MAP = DP +（SP – DP）/3 DP，舒张压；SP，收缩压	70～100mmHg
SVR =（MAP–CVP × 80）/CO CVP，中心静脉压	800～1200dynes/cm⁵
PVR =（PAP–PCWP × 80）/CO PAP，肺动脉平均压；PCWP，肺毛细血管楔压； PVR，肺血管阻力	50～250dynes/cm⁵
LVSWI = SVI ×（MAP–PCWP）× 0.0136 LVSWI，左室每搏做功指数	45～75kg/（min·m²）
氧供 = CO ×（Hb × %sat）× 1.39 + PaO₂ × 0.0031 1.39是每克血红蛋白（Hb）转运的氧气毫升数； 0.0031是氧气在溶质中的溶解度（ml/Torr*）	60% ～ 80%
A–V Difference = 1.34 × HB ×（SaO₂–SvO₂）	正常PvO₂ = 40Torr，SvO₂ =75%

---

* 1Torr=133.32Pa

续表

常见血流动力学公式	参考值	
Fick心排血量 = 计算的氧耗/ A–V Difference A–V Difference，动静脉氧含量差。氧耗通过基于年龄、性别、身高、体重等参数的列线图中测量。SaO_2，动脉血氧饱和度；SvO_2，是在不存在分流时从肺动脉测得的混合静脉血氧饱和度。若存在左向右分流时，则计算出的混合静脉血氧饱和度（MvO_2）=（3×上腔静脉血氧饱和度+下腔静脉血氧饱和度）/4；1.34是每克血红蛋白（Hb）转运的氧气毫升数	正常PvO_2 = 40Torr，SaO_2 =99%	
分流率 =Qp/Qs=（SaO_2–MvO_2）/（PaO_2–PvO_2） Qp，肺血流量（L/min）；Qs，体循环血流量（L/min）	正常＜5%	
EF（%）=（舒张末期容积–收缩末期容积）/舒张末期容积 EF，射血分数	60% ～ 70%	

呼吸公式	参考值	
$P_{(A-a)}O_2$ =P_AO_2–PaO_2=FiO_2×713–PaO_2–（$PaCO_2$/0.8） $P_{(A-a)}O_2$，肺泡–动脉血氧分压差，是评估气体交换效率的敏感指标；FiO_2，吸入氧浓度	$P_{(A-a)}O_2$ 正常值为15～20mmHg，随着年龄增长而增加，不超过30mmHg	

肾和代谢的指标公式	参考值	
C_{CR} =（140–年龄）×体重（kg）/（72×Cr）[女性患者再×0.8] C_{CR}，肌酐清除率；Cockroft和Gault公式，更精确，需要24小时尿量或2小时尿量： C_{CR} =（U_{CR}÷P_{CR}）×（24h或2h尿量/1440min或120min）；U_{CR}和P_{CR}分别为尿和血浆肌酐浓度	C_{CR} ＜55ml/min时，手术风险增加	

关于少尿的评估	肾前性	肾性
BUN/Cr BUN，血尿素氮（正常值7～18mg/dl）	＞20∶1	＜10∶1
U/P肌酐	＞40	＜20

续表

尿渗透压（Uosm）mOsm/（kg·H_2O）	＞500	＜400
关于少尿的评估	**肾前性**	**肾性**
尿比重	＞1.020	＜1.010
U_{Na}（mmol/L）	＜20	＞40
FE_{Na} FE_{Na}，尿排钠率	＜1%	＞2%
尿沉渣	透明管型	管状上皮细胞管型；颗粒管型
$FE_{Na} = U_{Na} \times P_{CR} /（P_{Na} \times U_{CR}）\times 100$ U和P分别代表尿和血浆中钠离子和肌酐的水平	参考值，1%～3%	
阴离子间隙 =（[Na^+]）–（[Cl^-] + [HCO_3^-]） 以下情况将升高：乙醇，尿毒症（慢性肾衰竭），糖尿病酮症酸中毒，口服铁剂，乳酸中毒（CN^-、CO、休克），口服乙二醇、水杨酸盐等	参考值，8～12	
$C_{H_2O} = V-Cosm$ $Cosm = Uosm \times V/Posm$ C_{H_2O}，游离水清除率；Cosm，渗透溶质清除率；V，尿流速；Uosm和Posm分别为尿和血浆渗透压	Posm =275～295mOsm/（kg·H_2O）	
毛细血管液体交换（Starling力）	**水肿**	
净滤过压，$P_{net} =（P_e- P_i-[\pi_e-\pi_i]）$ K_f，滤过常数（毛细血管通透性） 液体净流速 = $P_{net} \times K_f$ P_e，毛细血管压力，将液体移出毛细血管的压力； P_i，间隙液体压力，将液体移入毛细血管的压力； π_e，血浆胶体渗透压，将液体渗入毛细血管； π_i，间质胶体渗透压，将液体渗入毛细血管	1.P_e高：心力衰竭 2.π_e低：肾病综合征 3.K_f高：中毒，脓毒血症，炎性细胞因子 4.π_i高：淋巴回流受阻	

1. 心泵功能　我国的主动脉夹层患者年龄相对于欧美国家更为年轻化，术前患者多合并高血压。长期的高血压，导致心肌肥厚，形成高血压性心脏病。术前心脏彩超有助于了解患者心肌的厚度，心室的收缩和舒张功能。部分患者主动脉夹层累及冠状动脉，引起急性冠脉综合征，导致心肌急性缺血；部

分患者伴有急性心脏压塞，或累及主动脉瓣引起主动脉瓣急性关闭不全，造成左室短期后负荷迅速增加，对心脏功能也有影响。一般而言，根据术中心肌收缩情况和术后心脏彩超评估结果，可对患者心脏泵功能有较全面的认识。对于心脏收缩功能良好的患者，并不建议采用正性肌力药物；高血压性心脏病患者心肌肥厚，过多的正性肌力药物可引起心肌的过度收缩，同时反射性引起心率增快，引起心内膜缺血，增加心肌氧耗。通过肺动脉导管可检测患者的肺动脉压、肺毛细血管楔压（PCWP）和混合静脉血氧饱和度（MvO_2），心排血量（CO），体循环和肺循环阻力。一般而言，应至少维持MvO_2在60%以上，心指数（CI）2.0L/（min·m²），平均动脉压（PAP）65mmHg以上。良好的心功能状态受到多种因素的影响，包括心脏的前负荷（容量），后负荷（外周血管张力），血管活性物质水平，主动脉瓣功能，酸中毒，电解质紊乱，术后心肌顿抑、缺血或梗死，低氧，心脏压塞，心动过缓及其他心律失常等。

一般而言，心脏术后的前负荷应以较小容量满足全身循环需求，减少心脏负荷和氧耗。通过有创监测可对容量状态有较好的判断。中心静脉压（CVP）是术后评估心脏前负荷最常用的方法，低CVP比较敏感，但因其受到右心功能、二尖瓣反流、三尖瓣反流、肺动脉高压、心脏压塞、张力性气胸和肺栓塞等影响，高CVP并不能精确反映左室充盈压，而PCWP或左房压（LAP）则能较精确反映左心充盈压，对左心功能评估更准确。主动脉夹层患者经历较长时间中–低温体外循环过程，炎症反应引起血管功能障碍，循环液体外渗，造成组织间隙水肿，引起有效循环容量下降，术后应及时评估心功能状态，减轻心脏负荷。对于术后左心泵功能较差的应及时使用正性肌力药物，一般根据患者心功能状态采用多巴胺/多巴酚丁胺、肾上腺素，调整CI在较满意范围内。应对可能影响术后心泵功能的因素进行排除，如及时纠正酸中毒、电解质紊乱、心律失常等，改善血液的携氧能力，红细胞压积（HCT）应>23%，动脉血氧饱和度应>92%，保重脏器的氧供。心脏术后心排血量综合征的调节见表7–1–2。

表7-1-2　**心排血量综合征的调节**

MAP	CVP	CO	PCWP	SVR	处理措施
—	↑	↓	↑	—/↑	扩血管、利尿、正性肌力药
↑	↑	—	↑	↑	扩血管/iNO/iPGI₂
↓	↓	↓	↓	—	扩容
↓	↑	↓	↑	↑	正性肌力药/扩血管
↓	—/↓	—/↑	—/↓	↓	α受体激动剂

注：MAP，平均动脉压；CVP，中心静脉压；CO，心排血量；PCWP，肺毛细血管楔压；iNO，吸入一氧化氮；iPGI₂，吸入前列环素；SVR，体循环血管阻力

2.心率和血压　有1/3主动脉夹层患者术后发生心律失常，临床最常见的主要是心房颤动/心房扑动、室性心律失常等。维持良好的心率和心律，对患者血流动力学状态有明显的优化改善作用，应尽可能维持患者的窦性节律，减少心脏负荷。

主动脉夹层术后患者心律失常原因主要有：①电解质紊乱，②酸中毒，③心肌水肿，④低氧血症，⑤感染，⑥低血容量，等等。

在使用抗心律失常药物前，应对引起心律失常的原因进行分析，纠正原发的病因，如酸中毒、电解质紊乱等，调整水、电解质平衡，进行容量负荷的重新评估，改善心肌缺氧。如上述均已进行充分有效调整，则可以考虑使用抗心律失常药物。

心房颤动和心房扑动是主动脉夹层术后常见的心律失常，在调整患者内环境及优化血流动力学后，可以考虑药物治疗或者电复律。主动脉夹层患者多为急诊手术，术前调整时间短，心律失常的调整主要是术后监护管理。在血流动力学稳定的情况下，术后早期使用β受体阻滞剂和他汀类药物，可能可以减少术后心律失常的发生。对于顽固性心律失常患者，可以根据指南推荐的方法进行抗心律失常治疗（图7-1-1）。主动脉夹层患者有人工血管或支架植入，若术后有心房颤动发生，建议常规行抗凝治疗。

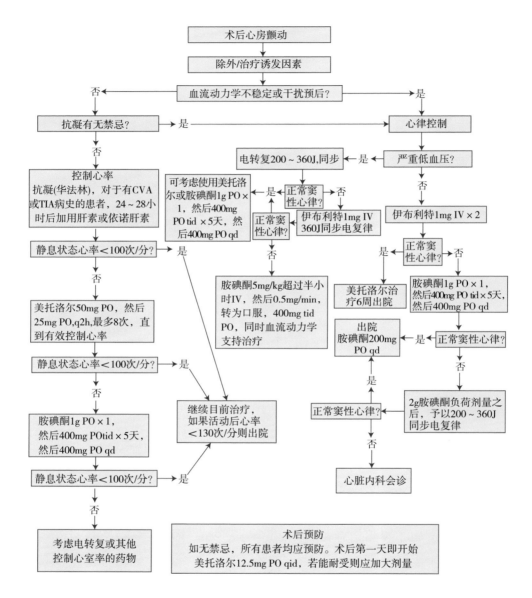

CVA，脑血管意外；TIA，短暂性脑缺血发作；PO，口服；q2h，每2小时1次；tid，每日3次；qd，每日1次；qid，每日4次；IV，静脉注射

图7-1-1 术后心房颤动治疗指南

室性心律失常在主动脉夹层术后发生相对较少，或为一过性，往往纠正

病因后，心律失常能得到有效控制。对于病因纠正后仍有心律失常发生且影响血流动力学的，应积极干预。一般常见室性心律失常如室性期前收缩（室早）等往往静脉注射利多卡因、胺碘酮或β受体阻滞剂即可转复。对于顽固性持续性室性心律失常，影响血流动力学，如室性心动过速、心室颤动等，应尽早电复律。

在正常心率范围内，心排血量随心率增加而增加，术后心动过缓的患者，可以采用消旋山莨菪碱或异丙肾上腺素等提高心率，但异丙肾上腺素有一定的致心律失常作用。对于药物无效的患者，可以采用起搏心率。维持心房的正常起搏和收缩对心功能有良好的支持，心室起搏可能导致心室功能异常和同步性丧失，因此首选的是心房起搏，其次是心房-心室顺序起搏，最差的是心室起搏。

对于心律失常的治疗，主要是控制心室率和转复心律两个方面。β受体阻滞剂兼有这两种作用，是临床的一线用药。除β受体阻滞剂外，目前临床应用较多的控制心室率的药物，主要是钙离子通道阻滞剂如地尔硫䓬、地高辛（特别是合并心功能不全的患者）；转复心律的药主要是胺碘酮、尼非卡兰、利多卡因等。

3. 液体管理　A型主动脉夹层患者术后液体及容量负荷的管理目标是优化血流动力学，保证有效脏器灌注的同时减少心脏负荷。

主动脉夹层患者因发病后应激状态，术前禁食，部分患者假腔血栓形成，术前即有可能存在有效循环容量不足；术中体外循环导致血管内体液外渗，组织间隙水肿；随着术后患者复温，血管扩张，如无及时有效的容量补充，可能进一步加重微循环障碍，使脏器灌注下降，造成组织缺血缺氧，进一步加重脏器功能不全。

术后早期应对患者进行有效的容量补充，维持有效循环容量。过多的容量负荷，可增加心脏负荷，也会加重组织间隙水肿，引起脏器功能受损。术后应对有效容量有正确的判断，综合心排血量及MvO_2可能更有意义。一般而言，应在满足脏器功能灌注的前提下，减少容量负荷。根据CI和SVR综合判断患者的容量负荷状态，对于严重外周血管扩张，SVR下降，需大要量输液的患者，早期缩血管药物的使用可以减少液体的需求，有利于病情的转归。

主动脉夹层患者术前多合并高血压性心脏病，心肌肥厚，收缩功能正常，舒张功能下降。术后心脏收缩功能良好的患者，应尽量避免耗氧型正性肌力药物的使用，适当选用扩血管性药物如米力农、多巴酚丁胺、硝酸甘油等，改善组织微循环，缓解缺血缺氧。

对合并主动脉瓣反流或者术后有心脏收缩功能下降的患者，在优化容量负荷后，血流动力学状态仍不满意，可适当选用正性肌力药物，包括β肾上腺素受体激动剂（多巴酚丁胺）、磷酸二酯酶抑制剂（米力农），增加心排血量。多巴酚丁胺起效快，米力农增加心排血量同时不增加心肌耗氧，临床使用更有优势。肾上腺素和去甲肾上腺素具有α和β肾上腺素受体激动效应，可以强心，也可以缩血管，应根据患者的具体情况使用。多巴胺的作用具有剂量相关性，小剂量多巴胺具有正性肌力和扩张肾等内脏血管的作用，应根据患者血流动力学适当选用。

对于血管扩张剂，目前常用的为硝酸酯类、钙离子通道阻滞剂类、脑钠肽和奈西利肽类。硝酸酯类为短效血管扩张剂，硝酸甘油扩张静脉更为显著；硝普钠容易引起术后患者容量状态和血压的剧烈波动，同时长期使用有氰化物中毒的风险，目前术后应用较少。两者都能引起肺血管的动静脉分流，抑制缺氧性肺血管收缩，增加低氧区的肺血流，引起氧分压下降。钙离子通道阻滞剂尼卡地平不影响心肌收缩和传导。脑钠肽和奈西利肽可以改善心肌舒张功能，同时具有利尿作用，对伴有舒张功能不全的高血压性心脏病患者可能更适合。

对于血管收缩剂，在充分评价术后心排血量和SVR后，血管过度扩张的患者可适量使用。目前最常用的为α受体激动剂（去氧肾上腺素）、血管升压素、亚甲基蓝。血管收缩剂可引起外周血管的急剧收缩，导致末梢脏器组织缺血缺氧，引起冠状动脉痉挛，应严密监测肢体灌注和心电图改变。常见血管活性药物及其血流动力学效应见表7-1-3。

表7-1-3 常见血管活性药物及其血流动力学效应

药物	HR	PCWP	CI	SVR	MAP	MvO₂
正性肌力药						
多巴酚丁胺	↑↑	↓	↑	↓	↑↓	↑/—
米力农	↑	↓	↑	↓↓	↓	↑
混合血管活性药						
肾上腺素	↑↑	↑↓	↑	↑	↑	↑
去甲肾上腺素	↑↑	↑	↑	↑	↑	↑
多巴胺	↑	↑↓	↑	↑↓	↑	↓
血管收缩药物						
去氧肾上腺素	—	↑	↓	↑	↑	↑/—
血管升压素	—	↑	↓	↑	↑	↑/—
亚甲基蓝	—	—	—	↑	↑	↑
扩血管药物						
硝酸甘油	↑	—/↓	—	↓	↓	—/↓
硝普钠	↑↑	—/↓	↓↓	↓↓	↓↓	—/↓
尼卡地平	↑↑	—/↓	↑	↓	↓	—
奈西立肽	—	—/↓	↑	↓	↓	↓

注：HR，心率；PCWP，肺毛细血管楔压；CI，心指数；SVR，体循环血管阻力；MAP，平均动脉压；MvO₂，混合静脉血氧饱和度

4. 出血和输血 主动脉夹层术中因中-深低温体外循环的影响，血液稀释，血小板及凝血因子破坏，术后肝素残余或反跳，术后往往会有凝血功能紊乱，需要较长时间才能恢复，但一般很少出现大出血。术后返回ICU后，应监测激活全血凝固时间（ACT），及时复温，纠正酸中毒，维持内环境稳定。

围术期良好的处理，包括抗纤溶、纤维蛋白原、冷沉淀、血小板、凝血酶原复合物等使用，可以良好纠正凝血系统功能的紊乱。对术后出血，应首先明确是外科性活动性出血还是凝血功能异常引起的出血，外科性活动性出血应尽早行手术探查，凝血功能异常引起的出血则可以在ICU进行针对性的治疗。术

后常规监测患者ACT、凝血功能和血栓弹力图（TEG），判断患者凝血紊乱的环节，进行有针对性的治疗。

一般治疗措施包括保温，控制血压，加大呼吸机呼气末正压（PEEP）。药物治疗包括：根据手术即刻ACT补充鱼精蛋白，不建议过多使用，过多鱼精蛋白反而加重出血；根据凝血功能监测结果针对性输入氨甲环酸、6-氨基己酸、维生素K_1、凝血酶原复合物；纤维蛋白低患者补充纤维蛋白原。对于von villebrand因子（vWF）和尿毒症抗血小板引起的凝血功能异常患者，可考虑使用去氨加压素（DDAVP）。术后凝血功能系统异常患者可以考虑输入重组人凝血因子Ⅶa，其与组织因子结合后，给合组织因子X激活外源性凝血系统，生成凝血酶，纠正PT异常，同时并无全身血栓的证据。

目前对于开胸探查止血的指征并不统一，应观察患者的引流液情况趋势。一般而言，引流液大于400ml/h，持续1小时以上；大于300ml/h，持续2小时以上；大于200ml/h，持续3小时以上；患者出现心脏压塞及血流动力学不稳定的情况，如CVP升高、血压低、尿少等，排除心功能差、器质性病变，应积极行开胸探查术。

目前主动脉夹层患者术后凝血功能异常的患者，并不是输血的明确指征。输血，特别是红细胞输入会增加感染，增加术后并发症和肺损伤，延长ICU停留时间和住院时间，增加早期和晚期死亡率。现在国内外大中心均更加严格控制输血指征。一般而言，心脏术后患者最低红细胞比容是22%～24%，对于血红蛋白小于70g/L的患者，输血是获益的。具体围术期血液管理可参考2018年《心血管手术患者血液管理专家共识》。

二、呼吸功能评估和管理

急性呼吸功能不全是A型主动脉夹层术后最为常见的并发症之一，发生率为5%～15%。急性主动脉夹层时，术前因扩张的主动脉压迫气道、胸腔积液压迫肺，影响通气功能，同时全身炎性因子呈瀑布样暴发，对肺泡组织损伤大，影响换气功能。术中因中-深低温体外循环手术，引起继发于体外循环管道诱发的炎症反应及缺血再灌注损伤，引起"灌注肺"，表现为肺泡-动脉血氧分压差增大、肺分流率增加、肺水肿等，引起肺顺应性降低和肺功能障碍。输血可能进一步加重肺损伤。术后早期发生呼吸功能不全的主要危险因素有长期吸烟或合并慢性肺疾病、肥胖、年龄、体外循环、输注大量库存血、术前血肌酐增高等。术后返回ICU后应对患者的呼吸功能进行评估和优化。

　　患者返回ICU后，应常规对患者呼吸系统进行查体，听诊双肺呼吸音。及时根据床旁胸片结果调整气管插管深度。根据血气分析结果评估及优化呼吸机参数：通常根据病情设置肺保护性机械通气，同步间歇指令通气（SIMV）或辅助控制（AC）模式，即潮气量6～10ml/kg，保持适当的呼气末正压（5～12cmH$_2$O），呼吸频率12～18次/分；氧分压低的患者可以调整吸呼比甚至反比通气；若采用间歇指令通气（IMV），则压力支持（PS）8～10cmH$_2$O，维持良好的循环。

　　顽固性低氧血症是主动脉夹层术后常见的并发症，发生率高达25%～50%。1994年欧美联席会议（AECC）提出成年人和小儿急性肺损伤（ALI）和急性呼吸窘迫综合征（ARDS）的诊断标准：①急性起病；②氧合指数（PaO$_2$/FiO$_2$）≤200mmHg，无论呼气末正压水平何值；③正位X线胸片显示双肺均有斑片状阴影；④肺动脉楔压≤18mmHg，或无左心房压力增高的临床证据。如PaO$_2$/FiO$_2$≤300mmHg且满足上述其他标准，则诊断为ALI。因A型主动脉夹层采取胸部正中切口体外循环手术，难以将典型的胸部X线平片肺部浸润影作为诊断标准，目前主张将PaO$_2$/FiO$_2$≤200mmHg作为术后低氧血症的诊断标准。

　　A型主动脉夹层术后低氧血症危险因素主要有：

　　（1）肥胖。体质量指数（BMI）＞25kg/m^{2}的患者，术后容易发生低氧血症。其可能的原因是肥胖患者胸壁肥厚，胸部脂肪堆积，胸廓运动受限，肺顺应性下降，呼吸阻力及呼吸做功增加；另外术后早期生成大量内生水，且生成量与体重呈正相关，导致肺水增多，换气功能异常，通气/血流失调。

　　（2）炎症反应。A型主动脉夹层患者发病往往突然，血液流入假腔与主动脉中层细胞外基质接触导致中性粒细胞和单核/巨噬细胞大量聚集，并被激活释放一系列炎性因子、活性氧家族和弹性蛋白酶等，诱发全身性炎症反应综合征，导致肺组织发生过度或失控的炎性反应，发生术前低氧血症。术中因体外循环引起炎症进一步加重，导致慢性过度炎症反应和氧化应激作用，炎症反应进一步加剧，导致肺组织发生过度或失控的炎性反应，引起低氧血症。在肥胖患者中，炎症反应更为突出。

（3）深低温停循环（DHCA）。DHCA引起的肺组织缺血再灌注损伤，引起炎性细胞激活，可以导致肺泡毛细血管膜通透性增加，从而增加急性肺损伤的发生率。

（4）肾功能异常。肾功能异常患者肾脏的代谢功能受损，导致血液中肌酐等含氮废物水平升高，而各种含氮废物作为毒性物质参与了A型主动脉夹层患者体内的全身炎症反应，间接加重了患者术后的肺损伤，导致了术后重度低氧血症的出现。

（5）肺小血管微栓塞。 A型主动脉夹层术后患者血浆中D–二聚体（DD）浓度明显升高，提示有肺微血管栓塞可能。体外循环产生的微栓和红细胞输注产生的多种微栓子，均可引起肺小血管微栓塞，从而影响肺功能，引起通气/血流失衡，导致术后低氧血症。

（6）吸烟。长期吸烟可导致气道黏膜功能减退，术后痰量较多、黏稠，不易咳出，气道分泌物不易排出，导致氧弥散障碍及气道痉挛，易于发生肺部感染，影响肺交换功能。

（7）术前$PaO_2/FiO_2 \leqslant 300mmHg$。A型主动脉夹层患者术前低氧血症与肥胖、过度炎症反应和凝血纤溶系统被激活有关。

（8）高血糖。A型主动脉夹层患者围术期血糖峰值$\geqslant 13.32mmol/L$ 时，术后急性肺损伤、肺部感染及气管切开发生率显著增加，机械通气时间、ICU停留时间及住院时间明显延长，提示应激状态下出现的高血糖仍然具有细胞和器官毒性。

（9）出血和输血。A型主动脉夹层术中术后血制品使用较多，由于过敏、多种微栓子，导致急性肺损伤，极易引起术后低氧血症。

术后顽固性低氧血症的防治策略主要是针对其危险因素，从术前即进行积极干预调整。术前使用药物抑制血液循环中的炎症反应，如糖皮质激素、中性粒细胞弹性蛋白酶抑制剂、乌司他丁等，可减少炎症介质。术中继续使用药物减少全身炎症反应，尽量缩短手术时间，减少体外循环（CPB）时间和DHCA时间，充分止血，减少输血；术中常规使用超滤减少容量负荷，清除炎症因子。因术中炎症反应引起肺毛细血管通透性增高、肺间质及肺泡水肿，肺长期处于无通气状态，术后患者可能存在不同程度肺泡塌陷，肺容积减小，极易形成肺不张，尤其是微小肺不张，在胸片中往往表现不明显；术后应加强利尿脱水，尽早进行积极有效的呼吸机治疗和肺复张。可以采用PEEP 8～10cmH$_2$O，复张塌陷的肺泡。同时对于顽固性低氧血症，可以将患者充分镇静后尝试采用PEEP递增法进行肺复张。对于已经拔出气管插管伴有低氧血症的患者，尽早积极采用无创正压通气（NIPPV）可能有好的帮助。对于有胸腔积液或者气胸的患者，经评估影响肺部功能和血流动力学的，应积极进行引流。对于因低氧血症、呼吸衰竭影响血流动力学的患者，应积极再次气管插管或气管切开。

对循环稳定，各脏器功能良好的患者，根据快速康复理念，应尽早拔出气管插管。一般认为，拔管指征为：

（1）神志清楚；

（2）血流动力学稳定；

（3）PS≤8cmH$_2$O；

（4）PEEP≤5cmH$_2$O；

（5）肌力正常；

（6）咳嗽反射恢复，咳痰有力；

（7）动脉血气正常或相对正常；

（8）气囊漏气试验阴性（检查是否有喉头水肿）；

（9）氧合指数PaO$_2$/FiO$_2$＞150mmHg（反映患者真实的氧合状况）；

（10）呼吸浅快指数（RVR）≤105（f/VT）（反映患者真实的呼吸状况）。

拔管后给予患者充分镇痛，鼓励患者咳嗽，辅助排痰，对拔管后呼吸气促、动脉血氧分压低的患者可采用氧疗仪和无创面罩辅助通气，维持患者较好的呼吸和循环状态。对于经以上治疗呼吸循环均不稳定的患者，应积极再次气管插管辅助呼吸，5%～15%的患者需要再次插管。术前合并COPD及既往卒中史的患者再次插管发生率较高。其危险因素包括：NYHA Ⅳ级患者、肾衰竭、PaO_2/FiO_2降低、肺活量较小、长时间手术、长时间CPB及术前长时间机械辅助通气。再次插管增加ICU患者的住院时间和死亡率，对其危险因素进行积极早期的干预可能降低其发生率。

对术后需要气管插管呼吸机时间较长的患者，一般而言超过10～14天，特别是拔管失败的患者，应考虑积极行气管切开。早期气管切开可以减少无效腔和气道阻力，有利于呼吸道和肺的清洁和护理，便于调整呼吸模式进行呼吸锻炼，医师的治疗也更为积极。目前越来越多的医师选择经皮扩张气管切开术（PDT），其创伤较小，操作方便、安全，在纤维支气管镜辅助下可避免损伤气管后壁引起气管食管瘘。目前研究发现早期行PDT可缩短机械辅助通气时间，降低肺炎发生率和死亡率，同时，并不增加气管狭窄的发生率和严重性。早期气管切开可能为患者带来更多的获益。

A型主动脉夹层患者术后呼吸机相关性肺炎（ventilator associated pneumonia，VAP）发生率较其他心脏手术的高，可能与其手术及体外循环时间长，全身炎性反应重和术后需要较长时间机械辅助通气有关。随着呼吸机的使用时间延长，呼吸机相关肺炎发生率每天增加1%。对可疑VAP的患者，应尽可能直接行支气管镜吸痰培养。革兰阴性菌感染较为常见，早期在痰培养结果未回报前应在抗生素中覆盖。尽可能避免患者长期气管插管及机械辅助通气，尽可能快速康复，鼓励患者深呼吸、咳嗽、咳痰，加强胸部物理治疗和护理，预防为主。

三、肾脏和代谢功能评估和管理

心脏手术相关急性肾损伤（cardiac surgery associated–acute kidney injury，

CSA-AKI）是心脏术后较为常见且严重的并发症，报道的A型主动脉夹层术后CSA-AKI发生率为5%～50%。部分患者经过血流动力学优化和肾脏保护治疗，维持有效循环血量及灌注压，避免使用肾毒性药物，减少血制品应用，维持较好的尿量［0.5ml/（kg·min）］，可逐渐自行缓解。部分患者会发生尿少或者无尿，血肌酐进行性升高，此类患者应尽早行肾脏替代治疗。术前肾功能不全、围手术期大量输血、体外循环时间长、术后急性呼吸功能不全等是患者术后发生急性肾衰竭的主要危险因素。

术前合并肾功能不全的患者术后发生急性肾衰竭的风险明显增加，其脑卒中、感染、血液透析、长时间机械辅助通气、住院时间延长、死亡率增加的风险显著增加，且术前血肌酐浓度与术后肾功能不全发生率呈正相关。应对患者术前的肾动脉累及情况和基础血压水平进行评估，术后有针对性地维持肾灌注压和扩张肾动脉，增加肾灌注。体外循环过程引起全身炎症反应，大量炎症因子激活释放，同时红细胞的稀释和破坏，可能形成微栓子引起肾损伤。另外主动脉夹层术中采用中-深低温过程后复温，可引起组织间隙水肿和缺血再灌注损伤，也可引起肾损伤。这些因素可能导致肾血管阻力上升，肾血流下降，肾小球滤过率（glomerular filtration rate，GFR）下降，缩血管活性药物使用可进一步加重肾损伤。术中容量超负荷的患者应积极行超滤以优化血流动力学。

主动脉夹层术后部分患者尿量明显增加，达300ml/h以上，应注意该部分患者术后循环容量的急剧变化，维持有效循环容量，维持肾动脉的有效灌注。对于术后尿少的患者，应首先评估及优化血流动力学和减少肾毒性药物的使用。A型主动脉夹层患者多伴有术前高血压，部分患者可能伴有高血压性肾病，术后可能需要维持相对较高的灌注压水平，在末梢循环良好，容量负荷状况较理想时，尽早采用小剂量缩血管升压药可能对患者肾功能有积极的作用。目前无充分的证据证实利尿药、脑利钠肽、甘露醇、多巴胺、非诺多泮等具有肾功能保护作用，但早期使用，确实可能在一定程度上维持较满意的尿量。对于尿少，容量负荷较大，电解质紊乱，严重酸中毒的患者，应尽早行肾替代治疗。主动脉夹层术后行肾脏替代治疗可参考2019年《心脏外科围手术期连续性肾脏替代治疗专家共识》。

术后维持代谢稳态，避免酸中毒，一般通过血流动力学优化和呼吸机调节，可维持较满意的酸碱平衡状态。对于顽固性的酸中毒，应考虑其病因并积极治疗，若效果欠佳，尽早行血液透析治疗，避免细胞组织严重代谢异常及乳酸过高。维持电解质平衡，避免过高或过低的电解质。术后尿多的患者，血钾和镁丢失较快，应根据血气分析情况，及时补充电解质，A型夹层患者术前多数患者心肌肥厚，良好的电解质水平能减少术后心律失常的发生。术后血糖应以较宽的原则去控制，研究发现严格的血糖控制（4.5～6.0mmol/L）和较宽松的血糖控制（＜10.0mmol/L）术后并发症并无显著差异，严格的血糖控制低血糖的发生率显著增加，有报道提示其死亡率也增加。但血糖过高，患者术后的伤口感染率和并发症及死亡率均显著增加。目前大多数学者建议暂时采用7.8～10.0mmol/L的控制范围。

四、术后消化系统和营养评估管理

部分A型主动脉夹层可能术前累及胃肠道供血血管，部分患者甚至出现胃肠道缺血或坏死，引起急性胃肠损伤（AGI），预后较差，尽早手术能改善此类患者预后。消化系统因术前缺血、炎性因子释放、应激反应受损，术中体外循环炎症反应、血管收缩、微栓子形成、缺血再灌注等，可能引起消化系统进一步缺血损伤。术后应及时观察患者胃液引流的量和性质，监测腹围，判断胃肠蠕动功能情况。术后早期即给予H_2受体拮抗剂、质子泵抑制剂和硫糖铝可以降低消化道出血的发生率。术后在血流动力学稳定状况下，应尽量避免过多缩血管药物的使用。术后胃肠功能良好的患者，应尽早恢复其胃肠生理功能，保护胃肠黏膜。主动脉夹层术后因体外循环和全身炎症反应，早期部分患者伴有肝功能异常，早期应注意肝功能保护，减少肝毒性药物的使用。术前非心源性肝功能异常的患者，其并发症和死亡率显著增加。

心脏及大血管手术患者的围手术期胃肠道功能状态评估，可采用欧洲危重病医学会（ESICM）推荐的AGI严重程度分级法。根据AGI分级指导患者术后肠内营养（EN）、早期肠内营养（EEN）和肠外营养（PN）的时机和指征。术后0～24小时内实施的EN为EEN，术后48小时以后实施的EN为延迟肠内营养（DEN）。

AGI分为1～4级：

AGI 1级：建议损伤后24～48小时内，尽早给予常规制剂EN；

AGI 2级：可开始 EEN 或维持 EN，如不耐受，可尝试给予少量EN；

AGI 3级：需要常规尝试性给予少量的 EN（可选用短肽制剂），避免早期给予PN；

AGI 4级：延迟给予EN。

不建议常规监测胃残留量。但患者腹胀或胃液大量分泌，即胃管引流量大于500ml/6h时，应该暂停EN，观察后再考虑使用；单次胃管引流量大时（≥250ml），应立即使用促胃肠动力药并继续监测胃管引流量，而非长期停止EN；如胃液分泌持续过多，应优先考虑幽门后喂养。胃肠不耐受时应限制使用损害肠动力药物，应用促动力药物和（或）通便药物，控制腹腔内压（IAP）。应常规考虑尝试给予少量的EN，不耐受EN的患者应给予补充PN。一般推荐开始给予EN后3～5天达到目标热量，因各种原因EN无法在5～7天达到目标热量时，应开始给予PN。延迟5～7天给予PN的患者比早期给予PN的患者恢复得更快。当患者胃肠耐受性改善，经肠内提供的能量逐渐增加时，可以逐渐降低经肠外途径提供的热量，直至肠内途径提供的能量已超过目标量的60%，终止PN。

对腹泻的患者，应及时查找原因，调整配方纤维素和渗透压、喂养方式速度、药物，治疗肠道感染等。治疗细菌过度繁殖或感染时可选择性肠道去污或口服万古霉素抗感染治疗，适当服用益生菌。持续性腹泻患者，可考虑使用短肽制剂。对于活动性上消化道出血的患者，推荐暂停EN；出血停止后24～48小时再开始 EN。对于重症患者，术后应尽可能创造行EN的条件，避免过早地使用PN替代。

心脏术后患者，应常规评估胃肠功能状态，如无特殊情况，建议常规实施整蛋白制剂 EEN。以10～20mL/h的速度开始，缓慢增加，3～5天达到目标热量。术后一般建议使用25～30kcal/（kg·d）来简易评估患者的热量需要量，而蛋白质的补充量则以1.2～2.0g/（kg·d）为宜。对于复杂重症的患者，术后可采用免疫调节配方制剂和具有抗氧化作用的营养配方，如采用富含 Ω-3 鱼油、硒、辅酶Q10、镁、硫辛酸等的制剂，联合使用安全剂量的维生素C、维生素E和微量元素等。A型主动脉夹层患者术后的营养治疗可参考《中国成人心脏外科围手术期营养支持治疗专家共识（2019）》。

五、感染的管理

A型主动脉夹层手术范围较大，时间较长。术中应注意预防性抗生素的及时追加。术后有10%～20%的患者可能并发感染。可以是手术切口、导管、泌尿系统、消化系统、肺等部位感染。肺部感染是术后常见的感染部位，其导致呼吸机辅助时间和ICU停留时间延长，死亡率增加。术前吸烟和COPD患者术后肺炎发生率明显增高，术后长时间机械辅助通气导致呼吸机相关性肺炎（VAP）发生率增加。

导管相关性感染包括有创的动静脉置管和尿管相关尿路感染，是ICU常见的感染，其常见致病菌包括金黄色葡萄球菌、凝固酶阴性的葡萄球菌、白色念珠菌、铜绿假单胞菌和肠杆菌等。可疑导管相关感染时，应及时拔除或更换导管，并及时行导管细菌培养，早期选用广谱抗菌药。

术后感染常见的症状是发热，但其敏感性不高。研究显示心脏术后仅4%～5%的发热患者并发菌血症。心脏手术相关非感染性发热包括心肌梗死、心包切开术后综合征、药物热和吸收热等。术后应对其进行鉴别诊断，避免抗生素的不合理使用。浅表伤口的感染通过外科冲洗引流后往往较容易控制。胸骨和深部切口（如纵隔）感染是临床棘手的并发症，特别是A型主动脉夹层人工血管感染，其导致住院时间明显延长，费用增加，死亡率增加。常见致病菌包括金黄色葡萄球菌、棒状杆菌和革兰阴性肠杆菌等。A型主动脉夹层术后胸骨感染的危险因素主要有术前严重的并发症（肾功能不全、低蛋白血症、肥胖、糖尿病、COPD），体外循环时间延长，再次手术，延迟关胸，术后高血糖等。患者围术期采取积极简单的措施，如剃除胸毛、预防性抗生素的使用、减少大范围的游离和操作、控制出血及减少输血、减少骨蜡的使用、减少术中异物的使用、术毕用生理盐水冲洗伤口、术后较严格的血糖控制等可有效减少胸骨及深部组织的感染。深部感染时抗生素使用的周期应延长至6周，初始抗生素应选用广谱的抗生素，后期根据培养结果进行调整。最主要的手段是积极的手术清创和引流，包括彻底清除坏死感染组织及异物，胸骨假腔的填充（皮瓣或网膜转移等），根据伤口情况采用一期或二期闭合、真空辅助闭合（vacuum assisted closing，VAC）装置也能取得较好的临床效果。

六、神经系统评估和管理

神经系统并发症是Stanford A型主动脉夹层术后常见的并发症之一，包括脑部并发症和脊髓损伤，发生率为4%～30%。

1. 脑部并发症　高龄和既往脑血管病史是患者术后发生脑部并发症的独立危险因素。2004 年美国心脏病学会将心脏术后的脑神经损伤分为两大类型：Ⅰ型包括致死性或非致死性的卒中、昏迷或运动障碍；Ⅱ型包括认知功能障碍、记忆力减退、癫痫发作或者谵妄。谵妄又分为 3 个亚型，即高活动型、低活动型和混合型。术中严格采取较好脑保护措施是减少术后脑部并发症的关键。术后患者意识恢复差，应警惕脑损伤的存在。术后返回ICU后应对患者进行常规神经系统查体。术后高热增加氧耗，应适当控制患者体温，避免体温过高，术后有条件应及时评估患者双侧颈动脉血流情况，根据具体情况采取镇静、脱水（甘露醇125～250ml／次，每6小时一次）、激素应用、降颅压、应用脑神经营养药等措施，特别注意预防主动过度换气引起的颅内压升高。对意识障碍的患者，应适当给予镇静肌松治疗。推荐躁动型患者使用氟哌啶醇，慎用卡马西平、苯妥英钠等抗癫痫及其他抗精神病药物，如果有必要应在专科医师的指导下应用。

2. 脊髓损伤　对于A型主动脉夹层患者，报道其发生率为2%～7%，患者主要表现为轻瘫或截瘫，主要肋间动脉发自假腔是术后发生脊髓损伤最直接的危险因素。术后无特殊情况应使患者尽早苏醒，观察下肢运动情况，若出现异常应早期积极干预。术后出现截瘫后应提高组织灌注压，并尽早行脑脊液穿刺引流，将脑脊液压力控制在10mmHg以下，有助于改善预后。

七、脏器衰竭评估系统

目前心脏术后ICU应用最多的脏器功能评估系统为多器官功能障碍评分（multiple organ dysfuctions score，MODS）和序贯器官衰竭评分（sequential organ failure assessment，SOFA），其操作简单，观察指标较少，有助于对患者进行每日评分，对患者的预后进行预测，其分值越高，预后越差，死亡率越高（评分标准见表7-1-4和表7-1-5）。MODS评分3分以上，认为该器官已经衰竭；其评分与ICU病死率和ICU停留时间长短有显著的正相关性；评分＞20分时，病死率可达100%。SOFA评分应在每日记录最差值，在入院最初48小时对病死率的预测最好，如入院最初48小时SOFA评分增加，预测病死率在50%以上。SOFA评分主要是描述器官的功能和MODS的发生发展，也可评价患者的病情，与MODS有一定程度的互补。该两项评分系统可较客观反映A型主动脉夹层患者术后的病情和预后，MODS对死亡的风险评估可能更优。

表7-1-4　**多器官功能障碍评分（MODS）**

项目	分值				
	0	1	2	3	4
呼吸系统（PaO_2/FiO_2，mmHg）	＞300	225～300	150～225	75～150	≤75
肾功能（血肌酐，μmol/L）	≤100	100～200	200～350	350～500	＞500
肝功能（胆红素，μmol/L）	≤20	20～60	60～120	120～240	＞240
心血管系统（HR×CVP/MAP）	≤10	10～15	15～20	20～30	＞30
血液系统（血小板计数×10^9/L）	＞120	80～120	50～80	20～50	≤20
神经系统（GCS评分）	15	13～14	10～12	7～9	≤6

注：PaO_2/FiO_2，动脉氧分压/吸入氧浓度，无论用或者不用呼吸机和用PEEP与否；血肌酐的计算是在无血液透析的状态下；HR×CVP/MAP，心率×中心静脉压/平均动脉压；GCS评分，Glasgow昏迷量表评分

表7-1-5　序贯器官衰竭评分（SOFA）

系统	检测项目	0	1	2	3	4
呼吸	PaO$_2$/FiO$_2$（mmHg）	>400	300~400	200~300	100~200	≤100
	呼吸支持（是/否）				是	是
凝血	血小板计数（×10^9/L）	>150	100~150	50~100	20~50	≤20
肝	胆红素（μmol/L）	≤20	20~32	32~101	101~204	>204
	平均动脉压（mmHg）	≥70	<70			
	多巴胺剂量 ［μg/（kg·min）］			≤5或	>5或	>15或
循环	肾上腺素剂量 ［μg/（kg·min）］				≤0.1或	>0.1或
	去甲肾上腺素剂量 ［μg/（kg·min）］				≤0.1	>0.1
	多巴酚丁胺（是/否）			是		
神经	GCS评分	15	13~14	10~12	6~9	<6
肾	肌酐（μmol/L）	<110	110~170	171~299	300~440	>440
	24小时尿量（ml/24h）				200~500	<200

注：1. 每日评估应采取每日最差值；2. 分数越高，预后越差。

第二节　胸主动脉腔内修复术（TEVAR）的术后监护

胸主动脉腔内修复术（TEVAR）是多种胸主动脉疾病的重要治疗措施，常用于胸主动脉瘤、胸主动脉夹层、胸主动脉壁内血肿、穿透性溃疡、假性动脉瘤及外伤性主动脉破裂。与传统外科手术相比，TEVAR的创伤显著降低，但仍然存在围手术期死亡和严重并发症的风险，因此围手术期管理十分重要。随着技术的进步，主动脉腔内治疗的适应证逐渐扩展，接受治疗的疾病类型和病变的复杂程度也在增加，患者人群也往往存在更多的并发症，这对围手术期管理提出了更高的要求。

一、围手术期血流动力学管理

血压异常是 TEVAR 围手术期最常见的问题。高血压不仅损伤主动脉血管内膜，也影响主动脉壁的功能，是主动脉夹层和主动脉瘤的重要危险因素。围手术期低血压也时有发生。常见的低血压原因包括主动脉夹层真腔严重受压、心脏压塞等。围手术期应严密监测和控制血压与心率。确定血压控制目标要考虑到主动脉疾病本身的特点与其他合并症的综合要求。对于急性主动脉夹层，应将血压降至维持循环灌注所需的最低血压值，同时保证重要脏器如心、肾、脑的有效灌注，通常控制收缩压在 100～120mmHg，同时心率＜60次/分。对于创伤性的主动脉损伤，平均动脉压（MAP）应控制在80mmHg以下。对于TEVAR术后脊髓缺血高风险患者，MAP提高至90mmHg以上是合理的。如果脊髓缺血已经发生，血压控制目标可以进一步提高。

血压的管理遵从个体化原则，术前既往血压高的患者，因各重要脏器对血压具有一定依赖性，血压控制可稍宽松，注意监测重要脏器功能。控制血压首选 β 受体阻滞剂，推荐静脉制剂并序贯口服制剂；如患者不能耐受 β 受体阻滞剂，可以用非二氢吡啶类钙通道阻滞剂。对合并主动脉瓣反流的患者，降压要谨慎，以防舒张压过低引起的冠脉灌注不良。

二、脊髓缺血

脊髓缺血是 TEVAR 术后的严重并发症，常表现为双侧或者单侧下肢运动/感觉功能障碍，以及直肠、膀胱括约肌功能障碍。

脊髓的血液供应丰富，一条脊髓前动脉和两条脊髓后动脉自椎动脉颅内段发出后沿脊髓纵行向下，沿途接受自颈、胸、腰各部节段性动脉发出的分支血管汇入。四个相对独立的血液来源区域对脊髓灌注产生重要影响：肋间动脉、左锁骨下动脉、腰动脉和髂内动脉区域。同时影响到上述两个血液来源区域，可使脊髓缺血的风险进一步增加。

血管腔内治疗术中移植物突然阻断了大量肋间动脉，是造成胸腰段脊髓血液灌注下降的重要原因；血管腔内操作引起动脉粥样硬化斑块脱落栓塞了肋间动脉及其分支，也是脊髓缺血的潜在原因。围手术期低血压是脊髓缺血的另一个重要危险因素。要警惕麻醉镇静相关的血压下降，避免血管迷走反射，在疾病不同阶段进行降压药物剂量的调整，避免出血与容量不足。

腔内修复术后脊髓损伤的病因尚未完全清楚，除了直接的脊髓灌注压下降，损伤还可能来自脊髓梗死、炎症和缺血再灌注损伤。为预防脊髓缺血发生，需要识别高危患者，尽可能消除高危因素。尽量避免同期修复胸、腹主动脉，对计划封闭的优势锁骨下动脉进行血运重建。

预防与缓解脊髓缺血的一个重要措施是提高脊髓灌注压。

（1）提高 MAP。脊髓缺血高危患者术后应维持MAP在90mmHg以上。为了维持理想的血压，首先应给予充分的容量，必要时可以使用缩血管升压药物。如果患者已经发生脊髓缺血事件，血压在可耐受的范围内还可以进一步提高。

（2）降低脑脊液压力。最常用的方法是脑脊液引流。预防性脑脊液引流通过术前或者术后预防性置入脑脊液引流管实现，维持术后 48～72小时内脑脊液压力＜10mmHg。实施脑脊液引流要注意预防相关并发症，包括中枢神经系统的感染、低颅压综合征、引流管脱落与断裂。通常引流速度应小于10～15ml/h。当脊髓缺血发生但不具备脑脊液引流条件时，可以采用分次腰椎穿刺监测和控制脑脊液压力。中心静脉压高于脑脊液压力时，可能影响引流效果。

改善全身的缺血缺氧状况，降低代谢，也可以减轻脊髓损伤。

三、植入后综合征

植入后综合征（post implantation syndrome，PIS）表现为主动脉支架植入后出现非感染性的发热和炎症因子升高。目前较广泛接受的 PIS诊断标准为：术后发热（体温＞38℃）持续＞1天，合并白细胞计数升高（白细胞计数＞12×10^9/L），同时排除感染。PIS大部分具有自限性，多数炎症指标在 1 个月后显著降低。是否采用药物治疗应该根据患者炎症反应程度个体化决定。对于需要治疗的患者，首选非甾体抗炎药降低炎症反应强度，也可以尝试糖皮质激素。

四、急性肾损伤

急性肾损伤是TEVAR术后较常见的并发症，其原因包括：主动脉夹层累及肾动脉，腔内操作引起主动脉粥样硬化斑块脱落和肾动脉栓塞，术前主动脉CT血管造影使用碘造影剂以及术中100～200ml的碘造影剂用量，基础肾功能减退，TEVAR操作时间延长等。术前应对患者肾损伤的风险进行评估，制订AKI的预防和处理方案。主动脉夹层累及肾动脉并发AKI时，通过封闭夹层破口可能有助于改善真腔供血和肾动脉供血；必要时采用破膜技术，恢复肾动脉血供。对于造影剂诱发AKI的防治，可停用肾毒性药物，应用等渗和低渗非离子造影剂，尽量减少造影剂用量以及充分水化。AKI伴危及生命的代谢紊乱时，需要尽快开始肾脏替代治疗。主动脉夹层累及肢体并发肢体缺血坏死时，由于TEVAR术后血运恢复时有大量代谢产物进入循环系统，如果患者合并AKI，往往必需肾脏替代治疗支持。

五、谵妄

TEVAR术后谵妄的发生率为2.4%～24.7%，其诊断和治疗原则参照A型主动脉夹层术后谵妄的处理。其治疗原则包括：减少引起谵妄的诱因，如疼痛、低氧血症、感染、内环境紊乱等。舒适的环境和亲友的陪伴有助于减少谵妄的发生。药物治疗方面，应避免常规使用苯二氮䓬类药物，必要时可使用小剂量氟哌啶醇和非典型抗精神病药物治疗。对于酒精滥用患者，术前可使用长效的苯二氮䓬类药物、α_2肾上腺素受体激动剂和抗精神病药物预防术后谵妄。因酒精戒断导致术后谵妄患者，首选苯二氮䓬类药物，其次考虑使用α_2肾上腺素受体激动剂和抗精神病药物。对于苏醒期谵妄，苯二氮䓬类药物可能是一个诱发因素，需要引起注意。当患者出现激越行为，威胁到自身或他人安全，并且非药物治疗无效时，可使用抗精神病药物缓解患者的精神行为异常。

六、主动脉移植物感染

目前文献报道，主动脉移植物感染（aortic graft infection，AGI）的发生率为0.5%～5%。TEVAR术后AGI风险并没有比传统外科手术显著降低，胸主动脉移植物感染比腹主动脉移植物感染预后更差。AGI的预防要从围手术期做起。其治疗的基本原则在于清除感染的血管移植物、血运重建和抗菌药物治疗。TEVAR 围手术期常规使用抗生素预防感染，使用方法参考2010 年美国介入放射学会发布的《血管与介入放射操作的成人抗生素预防临床实践指南》，我国《介入放射科抗菌药物使用指南（草案）》以及《抗菌药物临床应用指导原则》。推荐首选第一代头孢菌素如头孢唑林、头孢拉定；如果青霉素和头孢过敏，可替换的药物为万古霉素和克林霉素，主要针对的病原菌为金黄色葡萄球菌和表皮葡萄球菌。住院患者给药途径为静脉输注。预防性使用时间应在术前0.5～1.0小时，万古霉素或氟喹诺酮类等由于需输注较长时间，应在手术前1～2小时开始给药，使手术部位暴露时局部组织中抗菌药物已达到足以杀灭手术过程中沾染细菌的药物浓度。抗菌药物的有效覆盖时间应包括整个手术过程。 手术时间较短（＜2小时）的清洁手术术前给药一次即可。如手术时间超过3小时或超过所用药物半衰期的2倍以上，或成年人出血量超过1500ml，术中应追加一次。清洁手术的预防用药时间不超过24小时，合并心脏手术可视情况延长至48小时。

参考文献

[1] Kreter B, Woods M. Antibiotic prophylaxis for cardiothoracic operations. Meta-analysis of thirty years of clinical trials[J]. J Thorac Cardiovasc Surg, 1992, 104(3):590-599.

[2] Finfer S, Bellomo R, Boyce N, et al. A comparison of albumin and saline for fluid resuscitation in the intensive care unit[J]. NEJM, 2004, 350(22): 2247-2256.

[3] Echahidi N, Pibarot P, O'Hara G, et al. Mechanisms, prevention and treatment of atrial fibrillation after cardiac surgery[J]. J Am Coll Cardiol, 2008, 51:793-801.

[4] Nisanoglu V, Erdil N, Aldemir M, et al. Atrial fibrillation after coronary artery bypass grafting in elderly patients: incidence and risk factor analysis[J]. Thorac Cardiovasc Surg, 2007, 55(1): 32-38.

[5] Yalta K, Turgut OO, Yilmaz MB, et al. Dronedarone: a promising alternative for the management of atrial fibrillation[J]. Cardiovasc Drugs Ther, 2009, 23(5):385-393.

[6] Cook GE, Sasich LD, Sukkari SR. Atrial fibrillation. DIONYSOS study comparing dronedarone with

amiodarone[J]. BMJ, 2010, 340:c285.

[7]   Ng CS, Wan S, Yim AP, et al. Pulmonary dysfunction after cardiac surgery[J]. Chest, 2002, 121(4):1269–1277.

[8]   Kreider ME LD. Bronchoscopy for atelectasis in the ICU[J]. Chest, 2003, 124:344–350.

[9]   Esteban A, Frutos F, Tobin MJ, et al. A comparison of four methods of weaning patients from mechanical ventilation. Spanish Lung Failure Collaborative Group[J]. NEJM, 1995, 332(6):345–350.

[10] Epstein SK. Decision to extubate[J]. Intensive Care Med, 2002, 28(5): 535–546.

[11] Redmond JM, Greene PS, Goldsborough MA, et al. Neurologic injury in cardiac surgical patients with a history of stroke[J]. Ann Thorac Surg, 1996, 61(1):42–47.

[12] Maziak DE, Meade MO, Todd TR. The timing of tracheotomy: a systematic review[J]. Chest, 1998, 114(2):605–609.

[13] Beck KD, Gastmeier P. Clinical or epidemiologic diagnosis of nosocomial pneumonia: is there any difference[J]? Am J Infect Control, 2003, 31(6): 331–335.

[14] Rastan AJ, Gummert JF, Lachmann N, et al. Significant value of autopsy for quality management in cardiac surgery[J]. J Thorac Cardiovasc Surg, 2005, 129(6):1292–1300.

[15] Bahar I, Akgul A, Ozatik MA, et al. Acute renal failure after open heart surgery: risk factors and prognosis[J]. Perfusion, 2005, 20(6):317–322.

[16] Sehested J, Wacker B, Forssmann WG, et al. Natriuresis after cardiopulmonary bypass: relationship to urodilatin, atrial natriuretic factor, antidiuretic hormone, and aldosterone[J]. J Thorac Cardiovasc Surg, 1997, 114(4): 666–671.

[17] Agus ZS, Morad M. Modulation of cardiac ion channels by magnesium[J]. Annu Rev Physiol, 1991, 53:299–307.

[18] Van den Berghe G, Wouters P, Weekers F, et al. Intensive insulin therapy in the critically ill patients[J]. NEJM, 2001, 345(19):1359–1367.

[19] The NICE–SUGAR Study Investigators. Intensive versus conventional glucose control in critically ill patients[J]. NEJM, 2009, 360(13):1283–1297.

[20] Smith LW, Dimsdale JE. Postcardiotomy delirium: conclusions after 25years[J]? Am J Psychiatry, 1989, 146(4):452–458.

[21] Vander Salm TJ, Cutler BS, Okike ON. Brachial plexus injury after median sternotomy. Part Ⅱ[J]. J Thorac Cardiovasc Surg, 1982, 83(6):914–917.

[22] Latham R, Lancaster AD, Covington JF, et al. The association of diabetes and glucose control with surgical-site infections among cardiothoracic surgery patients[J]. Infect Control Hosp Epidemiol, 2001, 22(10):607–612.

[23] Carney DE, Meguid MM. Current concepts in nutritional assessment[J]. Arch Surg, 2002, 137(1):42–45.

[24] Walter J, Mortasawi A, Arnrich B, et al. Creatinine clearance versus serum creatinine as a risk factor in cardiac surgery[J]. BMC Surg, 2003, 3:4.

[25] Bernstein AD, Daubert JC, Fletcher RD, et al. The Revised NASPE/BPEG generic code for antibradycardia, adaptive-rate, and multisite pacing[J]. Pacing Clin Electrophysiol, 2000, 25:260–264.

[26] 中国医师协会心血管外科分会大血管外科专业委员会. 主动脉夹层诊断与治疗规范中国专家共识[J]. 中华胸心血管外科杂志, 2017, 33(011):641–654.

[27] Czerny M, Eggebrecht H, Sodeck G, et al. Mechanisms of symptomatic spinal cord ischemia after TEVAR: insights from the European Registry of Endovascular Aortic Repair Complications (EuREC) [J]. J Endovasc Ther, 2012, 19(1): 37–43.

[28] Pape LA, Awais M, Woznicki EM, et al. Presentation, diagnosis, and outcomes of acute aortic dissection: 17-year trends from the international registry of acute aortic dissection [J]. J Am Coll Cardiol,2015,66(4):350–358.

[29] Riambau V, Böckler D, Brunkwall J, et al. Editor's choice management of descending thoracic aorta diseases: clinical practice guidelines of the European Society for Vascular Surgery (ESVS)[J]. Eur J Vasc Endovasc Surg,2017,53(1):452.

[30] Sartipy F, Lindström D, Gillgren P, et al. The role of procalcitonin in postimplantation syndrome after EVAR: a pilot study[J]. Ann Vasc Surg, 2014, 28(4): 866–873.

[31] Arnaoutoglou E, Kouvelos G, Papa N, et al. Prospective evaluation of postimplantation inflammatory response after EVAR for AAA: influence on patients' 30 day outcome[J]. Eur J Vasc Endovasc Surg, 2015, 49(2):175–183.

[32] Murphy EH, Szeto WY, Herdrich BJ, et al. The management of endograft infections following endovascular thoracic and abdominal aneurysm repair[J]. J Vasc Surg, 2013, 58(5): 1179–1185.

[33] 中华医学会心血管病学分会大血管学组, 中国医师协会心血管内科医师分会指南与共识工作委员会. 胸主动脉腔内治疗围手术期管理中国专家共识[J]. 中华医学杂志, 2019, 99(32):2489–2496.

第八章

主动脉夹层术后随访

主动脉夹层患者需要终身进行随访观察，主要监测远期并发症与再次干预指征。患者需要进行终身的药物治疗，药物治疗的目的一方面是进行血压的强制控制，另一方面是稳定主动脉血管，包括形态学和血管壁的稳定性。

一、影像学随访

主动脉夹层的诊断及随访主要依赖CTA、超声、MRI等非侵入性医学影像技术。目前，临床上预测夹层剥离风险和指导外科手术干预应用最普遍的是经胸超声和CTA检查。

超声具快捷、方便、无辐射等优点，对主动脉夹层患者的快速筛查尤为重要，并且能实时动态观察室壁运动情况，评价心腔的大小，评估术后患者心脏功能改变及人工瓣膜形态和功能。

CTA不能对心功能进行直观评价，但其对血管内漏检测具有很大优势，并能够多角度、全方位显示主动脉全程及受累情况，真、假腔分布及腹部大血管分支狭窄，能够评估腹腔脏器缺血情况，可清楚显示支架移植物的位置、形态、个数，区分覆膜支架和裸支架，显示重要血管及分支血管的通畅程度，显示逆行性夹层。将原始图像进行不同的后处理，可弥补横断面图像的不足；MPR重建可获得任意层面的二维图像，多角度观察术后主动脉病变治疗后情况。VR图像有着极强的立体感，利于病变定位，这些都为MRA和DSA所不及。CTA的高质量图像可清楚显示手术后真腔管径逐渐扩大，假腔管径变小；动脉期假腔内CT值较真腔低，若有血栓形成则CT值更低；若破口封堵完全，假腔可逐渐变小直至完全消失。根据CTA随访情况不同，特殊病例缩短随访时间，具有无创、快速、准确和客观的优点，可作为手术随访复查优先选择的检查方法，对随访的指导非常重要。

（一）主动脉夹层术后随访主要内容

1. 非手术治疗　对于非手术治疗患者，需要观察血栓机化情况及真、假腔的变化等。

2. 外科手术及介入腔内支架隔绝术

（1）内漏：是支架植入后主要并发症之一，也是影响远期疗效的关键。

根据发生原因的不同，临床上将胸主动脉支架腔内隔绝术后发生的内漏分为以下4型（图8-1）。

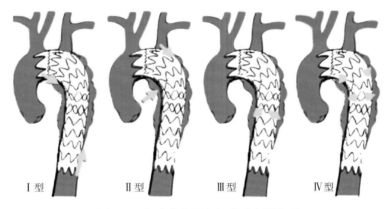

Ⅰ型　　　　Ⅱ型　　　　Ⅲ型　　　　Ⅳ型

图8-1　主动脉夹层支架术后内漏分型

①Ⅰ型：支架与原血管壁贴壁不佳，血液经腔内移植物近心端或远心端的裂隙流入假腔（图8-2），术后即可发生，主动脉出现迂曲；随着时间进展，假腔可逐渐增大。分为两个亚型：

Ⅰa：血液经支架近端的裂隙进入假腔。

Ⅰb：血液经支架远端的裂隙进入假腔。

Ⅰ型内漏的预防主要是精确评估和恰当选择并准确定位释放腔内移植物。对于Ⅰ型内漏，目前最有效的处理方法是在近心端再加一段或多段移植物，以彻底隔绝内漏。

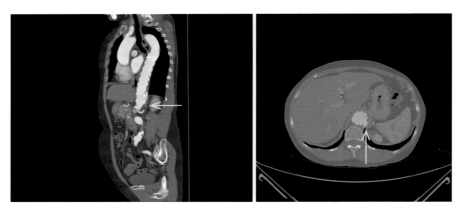

图8-2　主动脉夹层腔内隔绝术后Ⅰ型内漏

支架远心端与管壁间有间隙（箭头）

②Ⅱ型：指血液通过分支血管反流入假腔；常见的分支血管有左锁骨下动脉、支气管动脉、肋间动脉、肠系膜下动脉及腰动脉；该内漏可发生自发性闭塞，如果复查发现假腔进行性扩大则需要再处理（图8-3、图8-4）。可分为两个亚型：

Ⅱs：血液经锁骨下动脉反流入假腔。

Ⅱo：血液经支气管动脉/肋间动脉反流入假腔。

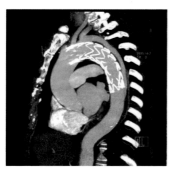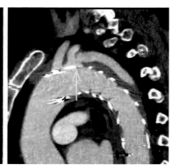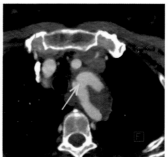

图8-3　主动脉夹层腔内隔绝术后Ⅱ型内漏（1）

多平面重建，左侧锁骨下动脉与内漏相通（箭头）

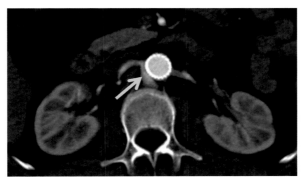

图8-4　主动脉夹层腔内隔绝术后Ⅱ型内漏（2）

轴位图，右侧肾动脉与内漏相通（箭头）

　　Ⅱ型内漏若反流量不大，可先行非手术治疗；若反流量较大，则需要再加一个腔内移植物将内漏隔绝封闭。

　　③Ⅲ型：支架结构不佳，支架网格断裂，多枚支架连接处闭合不严，血流从支架破损处/连接处流入假腔；内漏压力较高，破裂风险较大（图8-5）。

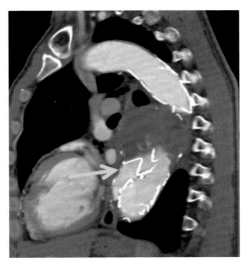

图8-5　主动脉夹层腔内隔绝术后Ⅲ型内漏（1）

支架局部断裂，血液经破损处流入假腔（箭头）

　　处理原则一般是再选一段较短且口径合适的移植物将原先的破损处隔绝封闭。

④Ⅳ型：指血液从腔内移植物针孔漏入主动脉夹层假腔。支架植入后，假腔内仍有血液充盈，并且无确定的内漏位置和途径，主要在术中一过性发生；停用抗凝剂后可消失（图8-6）。

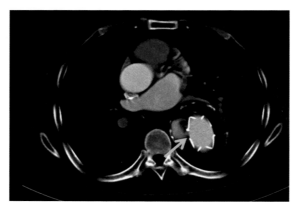

图8-6 主动脉夹层腔内隔绝术后Ⅲ型内漏（2）
血液经腔内移植物针孔漏入假腔（箭头）

Ⅳ型内漏一般反流量较小，术后在随访观察中往往能够自闭，需要随访观察。

上述胸主动脉支架腔内隔绝术后发生的4型内漏中，以Ⅰ型内漏最常见，Ⅱ型内漏相对不常见，Ⅰ型和Ⅲ型内漏需要及时行外科处理。

（2）支架：支架有无变形、支架是否在位、支架内通畅情况（图8-7）。

（3）置换血管：置换血管的形状及位置、管腔通畅情况、管壁有无增厚（图8-8）。

A型主动脉夹层术后，只有不到10%的患者消除了远端的残余假腔，术后可能发生远端慢性夹层的扩张和破裂。术后应对主动脉的形态、大小进行随访，首选主动脉CTA和MRI，其次TEE。推荐在患者出院前建立基础的影像学资料，术后3、6、12个月进行随访。若无明显进展，之后每年进行影像学随访；如果主动脉直径有明显进展，如6个月内直径扩张≥0.5cm或三维重建提示偏心率增加，应缩短随访的间隔时间为3个月（图8-9至图8-12）。

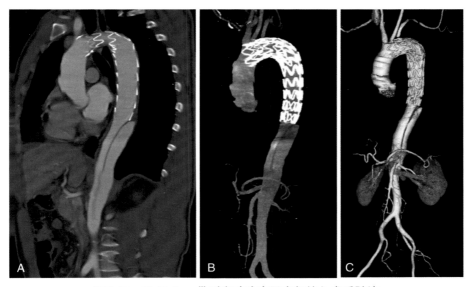

图8-7　DeBakey Ⅲ型主动脉夹层支架植入术后随访

A.曲面重建示降主动脉支架植入术后，远端假腔可见对比剂；B.最大密度投影，提示假腔有血流通过，支架形态显示良好，远端假腔显影；C.容积再现，主动脉全程显示，支架形态完好，远端假腔显影

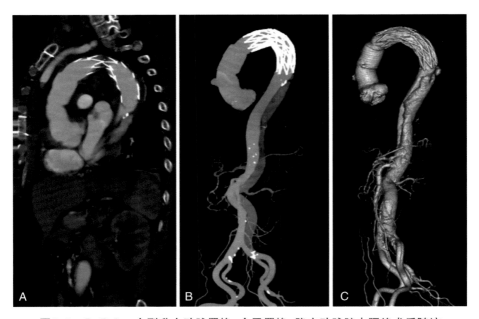

图8-8　DeBakey Ⅰ型升主动脉置换+全弓置换+降主动脉腔内隔绝术后随访

A.曲面重建；B.最大密度投影；C.为容积再现：人工血管及支架血流通畅，未见明显移位及断裂

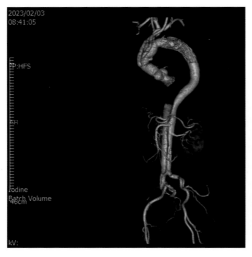

图8-9　A型主动脉夹层升主动脉置换术+孙氏手术术后6年随访

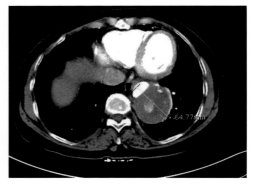

图8-10　马方综合征A型主动脉夹层患者行Bentall+孙氏手术后，支架远端降主动脉瘤样扩张

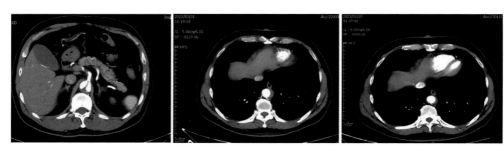

图8-11　A型主动脉夹层行升主动脉置换术+孙氏手术后定期随访，长期严格控制血压，降主动脉直径减小，肠系膜上动脉真、假腔供血稳定

对于肾功能不全或单纯检查腹主动脉的患者，MRI和TEE可以发挥更好的效果。

在测量主动脉直径时，应选择固定的测量平面，如窦管交界、无名动脉或锁骨下动脉分支处、膈肌裂孔处等，测量直径应包含主动脉真、假腔一起。

（二）术后随访影像学比较

双源CT或多层螺旋CT、彩色多普勒超声、MRI、DSA在主动脉夹层腔内隔绝术后随访时各有优势，可根据患者具体情况进行选择。

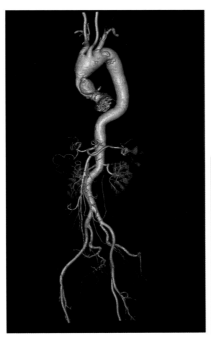
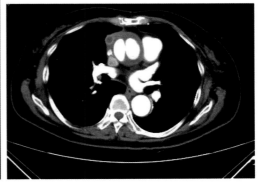

图8-12 A型主动脉夹层（II型）行Bentall+升主动脉-右心房分流术后，升主动脉分流残余漏压迫人工血管

　　双源CT及其后处理技术的不断改进，提高了CT诊断腔内隔绝术后并发症的准确性。CT检查快速、准确、无创，费用低廉，应作为术后随访复查优先选择的检查方法。双源CT后处理技术可以弥补横断面图像的不足，高质量的图像可以清楚地显示手术后真腔逐渐扩大和假腔管径缩小。MPR后可获得任意层面的二维图像，多角度观察主动脉术后情况。VR的立体感，利于病变定位，这些都是MRA和DSA所不及的。其存在的缺点是：在双源CT血管成像的断面上，内漏表现为移植物周围的高CT值云团状影像。虽然由此可判断内漏的出现，但由于双源CT不是动态影像，无法显示精确的内漏位置。双源CT检查对患者存在一定的放射性损伤，且不能实时监测。使用对比剂对患者肾功能能有一定的影响。

　　彩色多普勒超声检查在主动脉夹层腔内隔绝术后的随访中可以床旁操作、实时、无创。连续缓慢滑动或者分段扫描观察主动脉及其分支，尽可能观察到主动脉及其分支的全貌，包括内径、内膜有无脱落、假腔是否存在、双腔及内漏血流速度、夹层分离范围、内漏入口等。根据真腔之外仍有花色血流图像来间接推测内漏的存在，同时测定内漏量。其缺点为：受检查医师经验的限制，对于复查患者缺乏良好的对比，不能观察腹腔干以下的情况。受气体的干扰，使部分检查结果存在假阴性、假阳性。

MRI检查用于主动脉夹层腔内隔绝术后随访是可行的，目前大部分最新的植入物MRI安全磁场强度至少为1.5T。与双源CT相比，MRI可以评价支架的形态和提供支架内血流动力学信息，还可以完全避免电离辐射和造影剂的肾毒性。有学者指出，在检测漏出量较小的内漏方面，由于CT金属伪影干扰观察，MRI优于CT。MRI缺点为检查采集时间约30分钟，需要患者良好的耐受性；危重患者、癫痫患者、幽闭恐惧症患者及金属异物或体内有各种金属植入物的患者均为MRI禁忌证。不相兼容的植入物可产生严重的图像伪影甚至信号丢失。

DSA可进行序列回放、逐帧回放、减影及不减影的对比观察，对主动脉夹层腔内隔绝术后真、假腔及分支受累情况，脏器供血动脉情况及髂、股动脉受累情况和走行情况等作出综合分析。但有时受呼吸、心跳、主动脉舒缩、摄片层距等的影响，对隐匿性的内漏显示可能有一定的困难。DSA诊断虽然目前仍是"金标准"，但由于是有创检查，且时间长、费用高，一般仅作为术中评估方法，术后随访复查已逐渐被无创检查所替代。

笔者医院采用西门子公司的双源CT（Somatom Definition）进行扫描，根据经验，双源CTA对主动脉夹层腔内隔绝术后并发症的评价是无创、快速、准确和客观的，可作为手术随访复查优先选择的检查方法。

总的来说，CTA和MRI的三维重建可减少因主动脉偏心率引起的误差，有利于患者的随访。心脏彩超对检查升主动脉有较好的帮助，同时能明确主动脉瓣和窦管交界的情况。对于冠状动脉以上的血管重建，自体主动脉瓣耐久性良好，但部分患者仍然会发生主动脉窦扩张和主动脉瓣反流加重，对该部分患者，应定期行心脏彩超。

二、药物治疗

文献显示主动脉夹层血压控制情况与远期预后直接相关。严格的血压控制（收缩压≤120mmHg）的患者，远期远端残余夹层的扩张和预后明显优于宽松的血压控制（收缩压＞120mmHg）。降压药首选β受体阻滞剂，控制心率60～80次／分。对顽固性高血压患者，在此基础上根据病情选择其他降压药联合应用。建议长期进行降脂治疗，稳定血管壁。

对于行主动脉瓣置换术的患者，应根据其置换瓣膜的类型，定期复查凝血功能，调整国际标准化比值（international normalized ration，INR），防止血栓的形成。对于持续性心房颤动的患者，根据心房颤动抗凝的标准行抗凝治疗。

三、再次干预

文献报道Stanford A型主动脉夹层术后10年再次手术干预的发生率约为20％。Stanford A型主动脉夹层再次手术的主要原因有吻合口瘘、假性动脉瘤形成、主动脉瓣关闭不全、残余主动脉或假腔增粗、首次手术仅行升主动脉替换术、马方综合征等。主动脉残余夹层扩张多发生在首次手术5～6年后。主动脉弓和胸降主动脉近端是术后最易扩张的部位，对于此类患者可行孙氏手术进行治疗。另外，腔内修复术也可作为Stanford A型主动脉夹层术后吻合口瘘、残余夹层扩张、远端新发破口等并发症治疗的选择。

国际主动脉夹层注册登记数据（IRAD）研究报道，Stanford B型主动脉夹层腔内治疗后5年再次手术率约为30.6％。专家委员会认为，Stanford B型主动脉夹层再次手术指征包括逆剥性Stanford A型主动脉夹层、严重支架内漏、残余夹层扩张≥5.5cm或扩张速度≥1.0cm／年、新发破口导致假腔明显扩张、重要脏器缺血、支架感染等。治疗的方法有再次腔内修复术、胸腹主动脉替换术等。对于B型主动脉夹层行TEVAR的患者，建立出院前的影像资料后，进行术后3、6、12个月的随访，对于病情稳定且假腔无明显扩张的患者，可按每2～3年的频率进行影像学随访。影像学观察的主要内容包括假腔血栓化及扩张程度、有无内漏、有无新发夹层及破口、支架位置形态、支架周围有无感染、脏器分支供血情况等。

参考文献

[1] Kreter B, Woods M. Antibiotic prophylaxis for cardiothoracic operations. Meta-analysis of thirty years of clinical trials[J]. J Thorac Cardiovasc Surg, 1992, 104(3):590-599.

[2] Echahidi N, Pibarot P, O'Hara G, et al. Mechanisms, prevention and treatment of atrial fibrillation after cardiac surgery[J]. J Am Coll Cardiol, 2008, 51:793-801.

[3] 中国医师协会心血管外科分会大血管外科专业委员会. 主动脉夹层诊断与治疗规范中国专家共识[J]. 中华胸心血管外科杂志, 2017, 33(011):641-654.

[4] 中华医学会心血管病学分会大血管学组, 中国医师协会心血管内科医师分会指南与共识工作委员会. 胸主动脉腔内治疗围手术期管理中国专家共识[J]. 中华医学杂志, 2019, 99(32):2489-2496.

[5] Nienaber C A, Eagle K A. Aortic dissection: new frontiers in diagnosis and management: Part I: from etiology to diagnostic strategies[J]. Circulation, 2003, 108(5):628-635.

[6] Christoph A, Nienaber, Kim A, et al. Aortic dissection: new frontiers in diagnosis and management: Part II: therapeutic management and follow-up[J]. Circulation, 2003, 108(6): 772-778.

[7] Sebastià C, Pallisa E, Quiroga S, et al. Aortic dissection: diagnosis and follow-up with helical CT[J]. Radiographics, 1999, 19(1): 45-60.

[8] Tsai TT, Evangelista A, Nienaber CA, et al. Long-term survival in patients presenting with type A acute aortic dissection: insights from the International Registry of Acute Aortic Dissection (IRAD)[J]. Digest of the World Core Medical Journals, 2007, 45(5):1087-1087.

[9] Schoder M, Czerny M, Cejna M, et al. Endovascular repair of acute type B aortic dissection: long-term follow-up of true and false lumen diameter changes[J]. Ann Thorac Surg, 2007, 83(3):1059-1066.

[10] Yuan X, Mitsis A, Nienaber CA. Current understanding of aortic dissection[J]. Life(Basel), 2022, 12(10): 1606.

[11] Krähenbühl E, Maksimovic S, Sodeck G, et al. What makes the difference between the natural course of a remaining type B dissection after type A repair and a primary type B aortic dissection[J]? Eur J Cardiothorac Surg. 2012 ,41(5):e110-116.

[12] Lee M, Lee D Y, Kim M D, et al. Outcomes of endovascular management for complicated chronic type B aortic dissection: effect of the extent of stent graft coverage and anatomic properties of aortic dissection[J]. J Vasc Interv Radiol. 2013,24(10):1451-1460.

[13] 朱晓丽, 王峥, 郑敏娟, 等. 超声联合CTA在Stanford A型主动脉夹层术后随访中的应用价值[J]. 中国超声医学杂志, 2016, 32(9): 794–796.

[14] 杨翔, 孙志远, 陈谦, 等. 双源CT血管成像在主动脉夹层腔内隔绝术后随访的应用[J]. 生物医学工程与临床, 2014, 18(3): 242–246.

[15] 边云, 王莉, 陆建平, 等. 640层容积CT对Stanford B型主动脉夹层腔内隔绝术后随访的应用价值[J]. 介入放射学杂志, 2012, 21(11): 912–915.

[16] 林婷婷, 邓克学. 64排螺旋CT血管造影技术在主动脉夹层术前诊断及术后随访中的价值及优越性[J]. 安徽医科大学学报, 2012, 47(3): 305–307.

[17] 张龙江, 卢光明. 全身CT血管成像诊断学[M]. 北京：人民军医出版社, 2012: 137–142.

[18] Rasche V, Oberhuber A, Trumpp S,et al. MRI assessment of thoracic stent grafts after emergency implantation in multi trauma patients:a feasibility study[J]. Eur Adiol,2011,21(7):1397–1405.

[19] Armerding M D,Rubin G D,Beaulieu CF,et al.Aortic aneurysmal disease: assessment of stent-graft treatment-CT versus conventional angiography[J].Radiology,2000,215(1):138–146.

第九章

典型病例报告

第一节　A型主动脉夹层院前急救和快速手术流程

急性Stanford A型主动脉夹层（简称A型夹层）具有发病急骤、进展快、易发猝死的特点，夹层形成后每小时死亡率增加1%，48小时死亡率可达50%，对确诊的主动脉夹层患者首先强化降血压治疗，尽快安排手术可降低猝死率。下面介绍一例笔者所在医院A型主动脉夹层患者的术前快速诊治流程，通过流程优化缩短患者发病至手术的时间间隔，提高救治成功率。

一、临床资料

（一）病史和体格检查

患者邓某，女，62岁，因"突发胸背部疼痛5小时"入院。患者来院5小时前无明显诱因出现胸背部剧烈疼痛，伴大汗淋漓、心悸，无恶心呕吐，旋即黑矇晕厥，数分钟后自行苏醒，无肢体抽搐和活动障碍，无二便失禁。送当地医院就诊，胸部CT提示"主动脉夹层"，给予镇痛、降压治疗后，急送我院。患者否认高血压、糖尿病、冠心病等慢性病史，未定期体检，平日血压情况不明。无外伤及手术史。

入我院急诊室时心率86次/分，体温36.7℃，呼吸16次/分，BP 160/94mmHg；平车入诊室，精神可，双侧瞳孔等大等圆，对光反射灵敏，双肺呼吸音清，无啰音，心界不大，心律齐，心脏各瓣膜区听诊未闻及异常杂音，全腹软，未触及包块、肠型，无压痛及反跳痛，肝脾肋下未触及，肠鸣音3次/分，脊柱四肢无畸形，病理征阴性。双侧桡动脉、股动脉可触及搏动，对称。

（二）辅助检查

血常规：白细胞计数15.48×10^9/L，中性粒细胞计数13.72×10^9/L，红细胞计数3.65×10^{12}/L，血红蛋白118g/L，血细胞比容36%，血小板计数148×10^9/L。血生化：肌酸激酶同工酶（CK-MB）21U/L，肌酐150μmol/L，谷丙转氨酶116U/L，谷草转氨酶145U/L。凝血功能：INR 1.22，纤维蛋白原1.6g/L，ACT 105秒，K时间2.7分钟，MA（最大血块强度）49.8mm。

急查CTA提示：升主动脉根部稍扩张，直径约52mm；自升主动脉根部至左侧髂总动脉见螺旋走行真、假腔形成，真腔较小，假腔较大；夹层累及双侧颈总动脉、头臂干、双侧锁骨下动脉、腹腔干及左肾动脉；左侧髂总动脉亦见分隔影；扫及腹主动脉管壁内见多发结节状高密度钙化影；心包见少量积液（图9-1-1、图9-1-2）。

（二）治疗时间线

2：54　心血管外科电话接诊，立即启动急性A型主动脉夹层术前"快速通道"方案；通过网络通信传输患者病历资料，初步分析患者病情（入院后及时补充检查）。与首诊医院沟通确定完成以下工作：①对患者和家属初步进行健康宣教，促进患者家属对主动脉夹层的认识，家属初步同意手术治疗；②严密监测血压，静脉应用降压药物，充分镇痛，合理镇静；③整理患者病历资料，随患者同步传递，通过网络等信息手段先期传递患者影像资料，收集患者血型、器官功能、一般情况等资料，便于提前进行术前准备；④对于持续疼痛不能缓解的患者行气管插管、全身麻醉、呼吸机辅助，强调插管前的充分镇静和镇痛；⑤救护车运送，医师、护士全程监护，保持通信畅通，通告抵达时间。

3：00　通知相关科室各医疗组做好接收患者准备，预估患者到院时间，各医疗组按时就位，确定各岗位如手术医师、麻醉医师、体外循环医师、手术护士的人员。

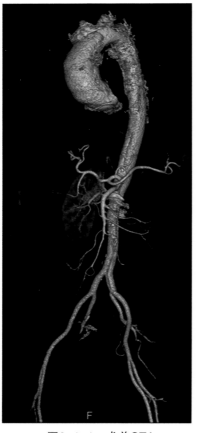

图9-1-1　**术前CTA**
容积再现，正位片

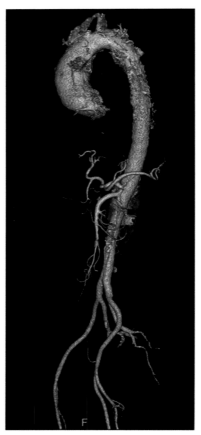

图9-1-2　**术前CTA**
容积再现，侧位片

5：05　患者到院，家属办理入院手续，因患者只进行了胸部CT平扫检查，来院后直接送CT室，完善CTA检查；尽可能全面地了解患者的一般情况和病史。关注患者是否有心力衰竭、心肌梗死、活动耐量降低、慢性肾功能不全和糖尿病等基础疾病，评估发病过程、病变累及范围、血压控制程度，分析心、脑、肾、肺、胃肠道及血液系统等器官的受损程度。

5：25　将患者送入监护室，强化控制心率、血压；完善床边检查项目。

5：40　CTA结果已回报，明确诊断：1.急性主动脉夹层（A型）；2.心包积液。排除手术禁忌，完善术前准备，手术医疗组就位；签署知情文件，备血。

5：45　麻醉前置，麻醉师在监护室诱导全身麻醉，气管插管，留置深静脉插管，桡动脉、足背动脉置管测压。

6：20　麻醉师指导将患者转送手术室；开始手术。

12：50　手术结束，患者返回监护室继续治疗。实施了"Bentall+全弓置换+降主动脉支架象鼻术"，术中输血：红细胞6U，血浆600ml，血小板1个治疗量，冷沉淀10U。术后循环情况稳定。

术后第5天，转出监护室。

住院第17天，出院。

二、随访资料

患者出院后口服降压、抗凝药物，定期门诊复诊，无明显不适主诉。术后11个月时复查CTA结果如下（图9-1-3）：

人工升主动脉及其分支部分走行正常，管腔通畅，吻合口未见狭窄及增宽，主动脉胸段（约T_9水平）见管壁周围不规则低密度影包绕；主动脉支架内管腔通畅，未见对比剂外溢及低密度充盈缺损；自胸主动脉（T_9椎体水平）至左侧髂总动脉远端仍见条形分隔影，提示真、假腔形成，真、假腔充盈良好，假腔密度稍低，腹腔干、肠系膜上下动脉、右肾动脉发自真腔，左肾动脉由真、假腔共同供血。

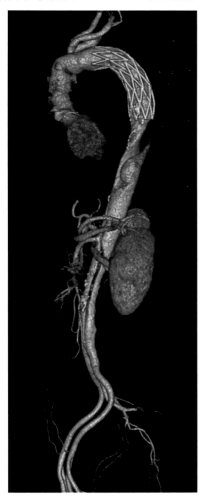

图9-1-3　CTA复查（容积再现）

三、体会

A型主动脉夹层手术的难度高，治疗所需的人力资源和技术资源集中在有专科经验的综合性医疗机构。病例的发生是散布的，随着检查设备的普及和急诊医护经验的积累提高，更多的主动脉夹层患者在基层医院被发现并确诊，通过转运至专科医院行手术治疗。转运过程不可避免地消耗部分救治时间，合理快速的术前流程，可以减少患者夹层暴露，降低手术前死亡率。

笔者所在医院实施A型主动脉夹层手术"快速通道"方案的经验：

第一，做到两个"前置"，即接诊前置和麻醉前置。接诊前置是指接到首诊医院电话后就要按序完善以下工作：①沟通患者病情，指导首诊医院应用静脉降压药物，充分镇痛，合理镇静，稳定患者病情；②传递患者检查及影像资料；③通知医院相关科室，做好接诊准备。在患者入院前，医疗组利用患者转运时段分析患者病情，已掌握患者基本情况，缩短了患者入院后的临床决策时间。在患者到院后，除完善必要的检查外，立即转入专科监护室，外周动脉有创血压监测、深静脉置管微量泵入降压药物，监测并强化控制血压。麻醉前置是指，确诊并排除手术禁忌，与患者及家属沟通决定实施手术后，麻醉医师在监护室诱导全身麻醉，麻醉成功后转入手术室。减少反复转换环境对患者的影响，同时缩短了患者术前麻醉的准备时间。

第二，做到工作"同步"，即以心血管外科为主导，急诊科、超声科、放射科、麻醉科、监护室、输血科、财务室等协作，患者入院后各术前准备工作同步进行。接诊医师收集病史和检查资料，指导患者家属办理入院手续；手术组医师判断患者主动脉病变情况，制订手术方案，准备签署知情同意书；监护室监测患者生命体征，留置动脉、静脉插管，强化控制血压；麻醉医师在监护室进行诱导麻醉；手术室护士准备手术器械；体外循环医师进行设备材料的准备。各医疗组按部就班，保证手术流程各时间节点流畅。

第三，合理分工。A型主动脉夹层手术流程复杂、手术时间长，要求手术人员精神高度集中5～6小时，甚至更长时间，精神和体能消耗大。为保证手术团队以饱满的精力随时开展手术，需要对人员进行合理分组和排班，建立团队分组：手术医师（3组）、麻醉医师（3组）、体外循环医师（3组）、手术护士（4组）。手术团队轮班可以保持一个完整的手术团队24小时待命，保证了手术的时效性，同时保证医护有充沛的体能应对高强度的手术。

患者从发病到手术需要经过"发病→确诊""转运""入科→手术"三个时段。手术医院能够有效控制的多是最后一个阶段。实际操作中，影响"入科→手术"时间的因素有以下几个方面：患者无人陪；家属顾虑手术风险、经济困难；医院人员、设备被占用；临床用血困难；临床工作繁重致人力资源消耗等。缩短A型主动脉夹层的术前时间，是一项综合性工作，需要多方协作共同完成，如首诊医院及时诊断、有效稳定病情、快速安全转运患者，手术医院设置合理收治流程、快速术前准备、充分调配人力资源等，通过对各环节流程不断完善、整合资源、持续改进、强化培训等措施，降低术前死亡率，提高A型主动脉夹层的整体救治成功率。

第二节 双侧脑灌注全主动脉弓置换术

A型主动脉夹层外科治疗目标包括：置换部分病变区域血管消除近端破口、纠正外周器官组织灌注不良、促进远端血管良性重塑，降低血管远期破裂风险。国内广泛应用的A型主动脉夹层外科式是孙氏手术，即全主动脉弓置换并降主动脉支架象鼻手术。术中采用4分支人工血管行全主动脉弓部置换，同时降主动脉顺行放置自膨式支架血管。支架可增加人工血管与降主动脉管壁的贴附性，促进假腔的闭合，既有利于预防吻合口出血，又提升了远端假腔闭合率，手术效果明确，被广泛开展。主动脉弓部血管吻合中不可避免地对脑供血造成影响，造成术后脑功能障碍风险，脑保护策略是临床研究的重点之一。下面通过一个病例介绍笔者所在医院在孙氏手术中采用的双侧灌注的脑保护方法。

一、临床资料

（一）病史和体格检查

患者刘某，女，67岁，因“突发胸部疼痛6小时”入院。患者23时无明显诱因出现胸部压榨性剧烈疼痛，伴胸闷、心悸，无恶心呕吐，无黑矇晕厥，无咳嗽气促，疼痛持续不缓解。急送当地医院，心脏超声提示“主动脉夹层”，给予镇痛、降压治疗，疼痛稍缓解，转送我院。患者有高血压病史5年，无糖尿病、冠心病病史，无胸腹部手术病史。

心率68次/分，体温36.6℃，呼吸20次/分，BP 126/60mmHg；平车送入诊室，神志清楚，双侧瞳孔等大等圆，对光反射灵敏，四肢无运动感觉障碍，双肺无啰音，心界不大，心率86次/分，律齐，胸骨左缘第二肋间可闻及舒张期杂音，全腹软，无压痛及反跳痛，双侧桡动脉、股动脉搏动对称。

（二）辅助检查

血常规：白细胞计数8.85×10^{9}/L，中性粒细胞比例90%，红细胞计数3.77×10^{12}/L，血红蛋白119g/L，血细胞比容36%，血小板计数186×10^{9}/L。血生化：肌酸激酶同工酶（CK-MB）7U/L，肌酐73μmol/L，谷丙转氨酶17U/L，谷草转氨酶28U/L。凝血功能：D-二聚体＞20μg/ml，INR 0.97，纤维蛋白原2.5g/L，ACT 89秒，K时间 1.5分钟，MA（最大血块强度） 60.4mm。B型脑钠肽前体101pg/ml。超声心动图提示：主动脉瓣中量反流；升主动脉瘤样扩张；EF 60%。

入院CTA提示：升主动脉直径约44mm；自升主动脉根部至双侧髂内动脉见螺旋走行真假、腔形成；夹层累及头臂干、双侧颈总动脉、双侧锁骨下动脉；右肾动脉、肠系膜上动脉发自真腔，左肾动脉、腹腔干动脉真、假腔供血；肠系膜下动脉发自假腔（图9-2-1）。

（三）手术治疗

患者入院当日行手术治疗，在全身麻醉体外循环下行Bentall术+全主动脉弓置换+降主动脉支架象鼻手术。术中采用双侧脑灌注的脑保护技术，具体操作如

下：

　　体外循环动脉泵管用2个"Y"形接头分成3根，分别连接腋动脉插管（cannulation of the axillary artery，C-Ax）、左颈总动脉插管（cannulation of the carotid artery，C-Ca）和股动脉插管（cannulation of the femoral artery，C-Fe）。右腋动脉插管与泵管C-Ax连接，右心房插腔房引流管，开始体外循环转流，降温。左颈总动脉前壁插管与泵管C-Ca连接，实施双侧脑灌注。股动脉插管与泵管C-Fe连接。阻断左颈总动脉和无名动脉，形成股动脉+右腋动脉+左颈总动脉为灌注端的体外循环转流。

　　鼻咽温降至32℃左右，阻闭升主动脉，冷灌心脏停搏，行主动脉根部重建，移植左、右冠状动脉。当鼻咽温25℃、直肠温28℃时，阻闭左锁骨下动脉，停股动脉灌注，以8～10ml/（kg·min）的流量行双侧脑灌注。开放升主动脉阻断钳，向主动脉弓方向扩大切口，降主动脉顺行置入支架人工血管。4分支人工血管，远端与降主动脉端端

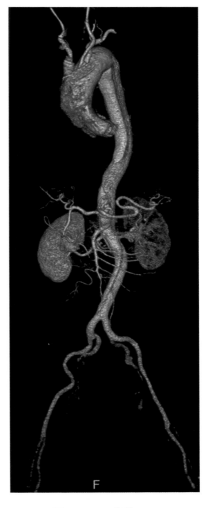

图9-2-1　术前CTA

吻合。恢复股动脉灌注，行主动脉近端吻合后，恢复心脏灌注，心脏复跳，复温。将人工血管一分支接负压泵引流，充分排出左心房室内气体。分别将左锁骨下动脉、左颈总动脉、无名动脉与人工血管对应分支端端吻合。

　　患者手术过程顺利，置入21#人工带瓣管道。总体外循环时间211分钟，主动脉阻断时间98分钟，停循环时间19分钟。手术输血红细胞6U，血浆500ml。患者术后机械通气4天，第8天转出监护室。术后第21天出院。

二、随访资料

患者口服华法林钠片抗凝治疗，定期复查，肝肾功能正常，根据INR调节华法林剂量。日常生活无明显不适。术后第14个月时复查，超声显示：各心腔大小正常，二尖瓣反流1ml，人工瓣膜功能正常，EF 62%，FS 31%。CTA显示：升主动脉及主动脉弓人工血管，降主动脉支架位置正常，支架周围血栓形成，支架以远主动脉仍见真、假腔，夹层累及腹腔干和左肾动脉（图9-2-2）。

三、体会

A型主动脉夹层行血管置换术中需要停循环，通过降温减少停灌注造成的器官缺血性损伤。研究发现，手术时间、停循环时间、输血量均是全主动脉弓置换术后死亡的独立危险因素。脑组织对低灌注敏感，主动脉弓置换吻合血管阶段需要暂停脑生理性灌注，虽然采用人工灌注方式保持脑血流，但不能完全避免脑功能障碍的发生，部分患者术后出现精神认知功能障碍、短暂脑功能障碍，甚至永久脑损害。脑保护是A型主动脉夹层主动脉弓置换手术器官保护研究的重要内容，先后出现深低温停循环、逆行选择性脑灌注、单侧/双侧顺行选择性脑灌注等技术，以顺行选择性脑灌注技术应用最为广泛。

脑的血液来源主要是颈动脉系统和椎-基底动脉系统。颈动脉系统主要通过左右颈总动脉、大脑中动脉和大脑前动脉负责大脑半球前三分之二部分的血

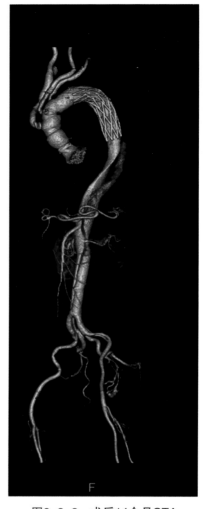

图9-2-2 术后14个月CTA

供。椎–基底动脉系统包括左右椎动脉、基底动脉、小脑动脉和大脑后动脉，给大脑半球后三分之一和脑干、小脑供血。大脑前动脉有前交通支沟通，大脑后动脉有后交通支沟通，形成颅底动脉环，即Willis环。Willis环是单侧脑灌注技术脑保护作用的解剖学基础。但不同个体之间Willis环的变异比较大。这种血管变异可能不同程度地影响左右脑动脉连通，导致单侧脑灌注时左右脑非同步降温和非均衡灌注，脑损伤的风险增加。即使颅底动脉环功能正常的患者，由于单侧脑灌注可能存在左右脑灌注压力的差异，这种差异可导致左右脑灌注的不平衡，存在非灌注侧缺血程度重的可能性。采用双侧脑灌注可以规避此类风险。在临床观察中发现，采用双侧脑灌注的患者术后清醒时间早，谵妄等脑认知功能障碍发生率低。

关于双侧脑灌注的必要性仍存有争论，研究发现单侧脑灌注和双侧脑灌注的术后脑卒中发生率无差异，双侧动脉插管操作增加了手术步骤，插管的过程可能导致颈动脉损伤，有内膜撕裂、斑块脱落等风险。部分中心先采用单侧脑灌注，通过脑血氧饱和度监测来发现左右脑灌注不平衡，必要时改为双侧脑灌注。两种脑灌注方法的效果优劣还有待于更多临床数据积累和总结。

第三节 高龄A型主动脉夹层患者的手术治疗

我国Stanford A型主动脉夹层的治疗有了长足的进步，可开展全主动脉弓置换手术的医院数量增多，技术日臻成熟，手术量逐年攀升，围术期死亡率为3%～10%。随着我国步入老龄化社会，高龄主动脉夹层患者比重增加，对于70岁以上的A型主动脉夹层患者治疗决策仍存在争议。高龄是A型主动脉夹层围术期死亡的独立危险因素，高龄患者手术早期死亡率可达13.3%～37%，而非手术治疗死亡率高达60.7%。在有技术条件的心血管外科中心，高龄A型主动脉夹层应考虑选择手术治疗。

一、临床资料

（一）病史和体格检查

患者曾某，女，83岁，因"胸背部疼痛伴咳嗽、气促5天"来我院就诊。患者5天前无明显诱因出现胸背部疼痛，发作时疼痛明显，无晕厥，无四肢运动障碍，持续十数分钟后逐渐缓解，伴干咳，夜间明显，时有气促，偶有心慌，无头晕、发热、恶心、呕吐、腹胀、腹泻，大小便正常，未进行任何治疗。5天来间歇性胸背部疼痛，就诊于当地医院，心脏超声发现升主动脉夹层形成，急转我院治疗。患者既往高血压病史十余年，未规律服用降压药物，血压控制不理想，2年前曾有轻微车祸伤，平时生活规律，无烟酒嗜好。

患者呼吸平顺，心率87次/分，血压125/68mmHg（已在首诊医院接受降压治疗），神志清，精神可，坐轮椅入诊室，双肺呼吸音稍粗，无啰音，心界扩大，心律齐，心音低钝，心脏各瓣膜区听诊未闻及异常杂音，全腹软，未及包块、肠型，腹部无压痛及反跳痛，肝脾肋下未触及，墨菲征阴性，肠鸣音4次/分，双肾区无叩痛，输尿管行经区无压痛，双侧股动脉搏动正常、对称，未闻及血管杂音，脊柱四肢无畸形，病理征未引出。无营养不良。

（二）辅助检查

血常规：白细胞计数7.09×10^9/L，中性粒细胞计数4.98×10^9/L，血红蛋白93g/L，血细胞比容29%，血小板计数220×10^9/L。C反应蛋白65.3mg/L。血生化：肌酐84μmol/L，谷丙转氨酶14U/L。心电图（ECG）示：窦性心律，左房肥大，继发性T波改变。心脏超声：升主动脉内可见夹层形成，直径6cm，心包积液（中量），各瓣膜无狭窄反流，EF 54%。CTA：升主动脉至降主动脉夹层形成，腹主动脉多发溃疡和附壁血栓形成，内脏动脉均为真腔供血，心包积液（图9-3-1、图9-3-2）。

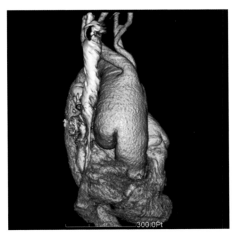

图9-3-1　术前CTA（容积再现），升主动脉夹层

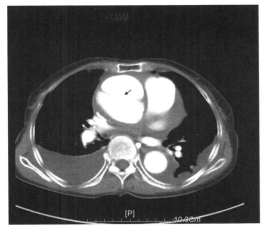

图9-3-2　水平面断层，升主动脉夹层，降主动脉壁间水肿，右侧胸腔积液

（三）病例特点和治疗决策

患者病例特点：高龄，A型主动脉夹层，急性病程，胸痛症状反复发作，心包积液，不能平卧，评估有急诊手术指征。患者平时心功能正常，生活自理，入院查肝肾功能正常，呼吸功能无严重损害，对手术创伤有一定的耐受能力，但因患者高龄，不宜扩大手术，重点是消除破口，降低动脉破裂风险，以缓解症状、挽救生命为目标。

（四）治疗过程和结果

患者入院当日完善术前检查，在全身麻醉体外循环下行"升主动脉置换术"，术中体外循环时间188分钟，主动脉阻断时间31分钟，见夹层内膜破口位于升主动脉后壁近窦管交界处，裂口占主动脉周径约2/3，假腔内部分血栓化，主动脉瓣和主动脉窦未受累。患者术后循环情况稳定，术后次日停呼吸机拔除气管插管。痰多，注意加强呼吸道护理，并抗感染治疗，术后监护6天后转入普通病房，术后第20天出院。

二、随访资料

患者口服降压、利尿药物。半年后复查CTA：主动脉形态正常（图9-3-

3、图9-3-4）。

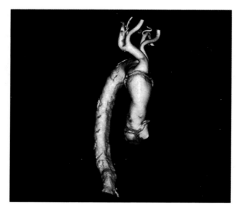

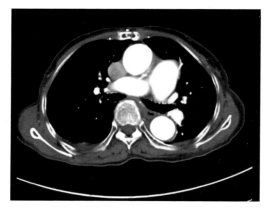

图9-3-3　术后CTA（容积再现），升主动脉人工血管

图9-3-4　水平面断层，升主动脉人工血管，降主动脉壁间水肿吸收

三、体会

分析高龄患者围术期高死亡率的原因。首先，老年患者术前往往表现出较少的临床症状，如疼痛较轻，而且疼痛出现得较晚。其次，围术期并发症的发生率较高，如心脏压塞、灌注不良、心力衰竭等。高龄患者脏器功能下降。心室肥大（长期高血压损害），合并冠状动脉疾病等，心室的顺应性降低，对于儿茶酚胺反应降低，术后如果存在血管内容量增加易出现充血性心力衰竭，耐受能力差；由于胸壁顺应性的降低和肌肉的萎缩导致肺的机械和功能储备均降低，年龄相关的肺弹性回缩（本可以提高储备以及减少气体交换）的降低。肾脏皮质的萎缩以及年龄相关的肾脏血流的减少，都导致术后液体平衡的紊乱。这些改变使得肾脏在低心排血量和低血压发生时更容易出现功能不全。脑萎缩也如同神经传导介质减少一样，可能诱发高龄患者术后出现谵妄高发。最后，八旬老人没有年轻患者那样的生理储备，不容易从术后并发症中恢复。

老年患者容易受到延长体外循环和停循环灌注时间的影响，同时，血管组织更易碎，血管吻合在技术上具有挑战性。研究表明，虽然全弓置换手术再手术干预率低，但是由于高龄患者的可预期的自然寿命短于普通人群，所以长期免于再次手术对于高龄患者并不是一个紧迫的需求，手术成功率更为重要，全主动脉弓置换方案在老年人群中似乎没有必要。有学者提出采用"防御性策略"，尽量减少高龄老人的体外循环和循环停顿时间，通过实施范围较小的手术，如升主动脉置换、半主动脉弓置换，手术修复主要以消除近端破口为主要目的，尽可能降低手术创伤对患者的影响，以降低围术期死亡率。对于全身状况差的患者，可考虑杂交手术，减少手术创伤对患者的影响。

急性A型主动脉夹层高龄患者手术后死亡率是普通人群的2倍。由于人口老龄化，高龄主动脉夹层患者数量在增加，已成为主动脉夹层治疗的新挑战。医院应该积极应对，通过选择合理术式、提高监护和护理技术，高龄患者仍可通过手术治疗获得长期生存并提高生活质量。

第四节　A型壁间血肿的病例

主动脉壁间血肿（IMH）是主动脉壁内出血或主动脉壁内局限血肿形成，没有内膜撕裂或皮瓣形成。壁间血肿最常见形成原因是主动脉中层囊性坏死和滋养血管破裂，血液溢出至中膜靠近外膜的部分；另一可能原因是斑块破裂造成的微内膜撕裂。因临床表现具有相似性，主动脉壁间血肿、主动脉夹层、主动脉透壁性溃疡并称为急性主动脉综合征（acute aortic syndrome，AAS）。部分主动脉壁间血肿可以进展为主动脉夹层，甚至主动脉破裂，危及患者生命，早期识别、诊断和治疗非常重要。

一、临床资料

（一）病史和体格检查

患者李某，男，77岁，在家中洗澡时突发胸背部剧烈疼痛，无颈、肩或背部放射痛，来到急诊科。疼痛被描述为尖锐撕裂样痛。否认恶心、呕吐、咳嗽、发热、呼吸急促、运动或感觉障碍等症状。既往病史仅包括高血压，但未遵医嘱规范治疗。患者入急诊室的生命体征是脉搏87次/分，血压

187/98mmHg，呼吸频率18次/分，未吸氧状态氧饱和度为93%，体温36.9℃，体重79kg，焦虑面容。查体未发现明显阳性体征，心音正常，心律齐，双肺呼吸音正常，胸廓对称，无胸壁压痛。腹部柔软、无触痛、无凹陷，可行走，四肢感觉完好，四肢活动自如。

（二）辅助检查

实验室检查结果：肝肾功能、电解质正常，凝血功能正常，白细胞计数稍增高为11.45×10^9/L。肌钙蛋白水平都在正常范围内。心电图显示：窦性心律，90次/分，轴位和间隔正常。没有提示急性缺血的ST段或T波变化。超声心动图：主动脉内径36mm，窦部33mm，升主动脉后壁见分层低回声，分层内无血流。EF值正常，无心包积液。CTA提示：主动脉弓至双侧髂动脉壁间血肿形成，最厚处9mm，见多发龛影（图9-4-1）。

（三）治疗和结果

患者入院后在ICU监护治疗，留置桡动

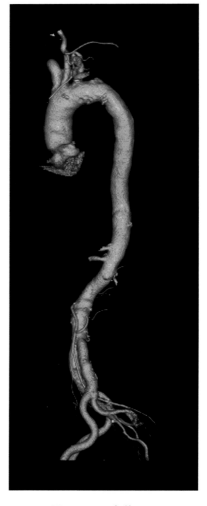

图9-4-1　术前CTA

脉插管进行有创血压监测，留置颈内静脉插管持续微量泵入降压药物，将患者心率控制在60～70次/分，收缩压控制在110mmHg左右，观察患者尿量。心率、血压达标后观察患者疼痛症状减轻，治疗48小时后患者仍诉背部隐痛不适。考虑患者壁间血肿范围大，合并透壁性溃疡，疼痛症状仍存在，决定行手术治疗。

患者在全身麻醉体外循环下行"升主动脉置换+全主动脉弓置换+降主动脉

支架象鼻手术", 手术顺利, 总时长5小时15分钟, 失血约300ml, 围术期总输血红细胞4U, 血浆500ml, 冷沉淀20U。术后呼吸机辅助1天, 拔除气管插管后出现血氧饱和度下降, 行高流量氧疗支持48小时后缓解, 术后第6天转出监护室, 1周后出院。

二、随访资料

出院后患者口服降压、降血脂药物, 无胸背部疼痛症状。出院2个月后复查CTA, 显示人工血管和支架形态满意, 因患者远端主动脉仍有多发溃疡, 建议严格控制血压, 定期门诊复查(图9-4-2)。

三、体会

主动脉壁分为三层结构, 即内膜、中膜和外膜, 主动脉壁间血肿表现为血液在中层的聚集, 是急性主动脉综合征之一, 发生率占急性主动脉综合征的5%～25%。高血压和动脉硬化是最常见的危险因素。在老年患者中的发病率更高。

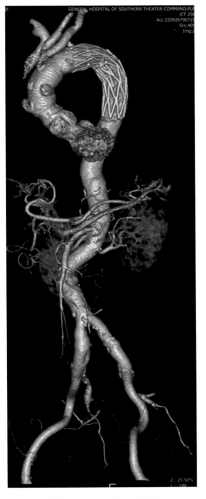

图9-4-2　CTA复查

急性主动脉综合征的诊断经常被误认为其他病因引起的胸痛, 最常见的误诊是急性冠状动脉综合征。初次就诊的误诊发生率可高达40%。对于首诊的胸痛患者, 借助主动脉夹层检测风险评分(aortic dissection detection risk score, ADD-RS), 结合血D-二聚体监测、心脏超声检查, 可提升主动脉病变检出率, 最终通过非侵入性的影像学检查确诊, 如CTA和MRI等。

根据受累的主动脉区域不同, 主动脉壁间血肿采用Stanford分型或

DeBakey分型进行分类。典型的临床表现为胸痛，大多数主动脉壁间血肿患者（50%～85%）为Stanford B型。主动脉壁间血肿形成后有动态进展的可能；它可能在没有任何干预的情况下被重新吸收，也可能进展为典型的主动脉夹层，有15%～20%的壁间血肿患者出现主动脉破裂。

血压控制仍然是所有类型的急性主动脉综合征的主要治疗手段，对于是否手术干预和手术干预的理想时机，还存在许多争论。一些因素可以帮助临床医师区分哪些患者通过早期手术可获益。这些因素包括：尽管已开始使用抗高血压药和控制心率的药物，患者仍持续疼痛、晕厥发作、神经系统功能缺损、低血压和心动过速，超声发现心包积液、主动脉瓣反流，出现心肌缺血征象、血肿过厚导致真腔狭窄、分支动脉闭塞等。有研究发现，主动脉壁间血肿患者心包积液的发生率高于主动脉夹层患者，需要给予足够重视，发现心脏压塞并及时干预。

外科治疗的方法取决于主动脉受累的部位。涉及升主动脉的急性主动脉壁间血肿（Stanford A型），血肿厚度超过10mm、累及主动脉瓣、持续胸痛、心包积液、难以控制的高血压者，应考虑进行开放性主动脉置换手术治疗。而仅涉及降主动脉的壁间血肿（Stanford B型）则先通过控制血压来治疗，如出现危险因素并合并透壁性溃疡，建议支架植入行腔内隔绝治疗。

对于没有并发症和危险因素的主动脉壁间血肿患者，特别是没有高危影像学特征的老年患者，采用"观察和等待"的药物治疗策略可能是一个合理的选择；而对于合并危险因素的患者，手术治疗更能使患者获益。

第五节　应用包裹分流应对主动脉置换术中吻合口渗血

血管置换开放手术仍是Stanford A型主动脉夹层治疗的首选。主动脉压力高、血管壁结构破坏、吻合口多等因素导致吻合口出血风险，大量失血和输血是造成急性主动脉夹层手术患者死亡和术后并发症的主要原因之一。主动脉根部包裹右心房分流技术是一种应对升主动脉近端吻合口难治性出血的有效方法，近年来被临床广泛应用。

一、临床资料

（一）病史和体格检查

患者王某，男，57岁，突发胸腹部疼痛11小时入院。患者晚9时无明显诱因突然出现胸部疼痛，向腹部延伸，疼痛剧烈约10分钟，伴大汗，无晕厥，无口唇发绀，无呼吸困难，随后疼痛稍缓解，但痛感持续，在当地医院就诊，胸部CT排查发现主动脉夹层。次日晨8时送至我院，患者无发热，无咳嗽，无腹胀，无恶心呕吐，无头晕头痛。未定期体检，否认冠心病、糖尿病病史，平时血压情况不明，患者每天抽10～20支烟已经超过20年，无酗酒。

患者在急诊检查显示血压160/95mmHg，心率76次/分，呼吸频率15次/分。已经给予降血压、镇痛药物治疗。入科时上肢血压121/67mmHg，诉胸腹部隐痛，面色良好，平静面容。双侧呼吸音清。心音正常，心界无扩大。腹部稍膨隆，全腹软，无压痛及反跳痛，双侧桡动脉搏动对称，右侧股动脉搏动可触及，左侧股动脉搏动减弱。无神经系统异常。

（二）辅助检查

实验室检查结果显示：血白细胞计数5.6×10^9/L，血红蛋白12.5g/L，BUN 1.5mmol/L，肌酐115μmol/L（基线肌酐为106μmol/L）。尿液检查在正常范围内。经胸超声心动图显示：升主动脉直径37mm，内可见带状强回声，EF 55%，心脏各瓣膜功能正常。阴囊超声显示：双侧阴囊水肿，右侧腹股沟疝气很小。胸部X射线显示：纵隔增宽。心电图示：窦性心律，QRS波形态正常，无ST段改变。CTA显示：主动脉迂曲，升主动脉至左右髂动脉真、假腔形成，升主动脉远端后壁可见破口，宽度约23mm，腹主动脉多发破口，其中右肾动脉开口水平破口宽约6mm，肠系膜上动脉口受压狭窄约50%。右肾动脉、肠系膜下动脉开口于假腔，腹腔干动脉、左肾动脉开口于真腔（图9-5-1）。

（三）手术治疗和结果

患者入院后在监护状态下给予降压、镇静治疗，完善术前准备，于次日

行"升主动脉置换+全主动脉弓置换+降主
动脉支架象鼻手术",术中采用主动脉根部
吻合口包裹右心房引流。总体外循环时间
227分钟,总手术时间315分钟,术中失血约
300ml,输冷沉淀20U。

手术过程:全身麻醉成功后,消毒铺
单,分离右股动脉、右锁骨下动脉。胸骨正
中切口,悬吊心包,暴露升主动脉、心脏;
股动脉、右心房分别插管建立体外循环,右
心房插管要避开右心耳位置。转流降温。分
离升主动脉、头臂分支动脉,左颈总动脉插
管,准备停循环后脑灌注。降温至28℃,阻断
升主动脉,冷灌心脏停搏,纵行切开主动脉
前壁。探查内膜破裂情况,探查主动脉瓣、
冠状动脉开口,修正主动脉根部,取牛心包
片,修剪宽长条形,用"三明治"法将四分
支人工血管主干与主动脉根部端端吻合,心
脏停搏后将人工带瓣管道端端吻合。降温至
25℃,停循环,开始脑灌注,修正远端主动脉
口,人工血管与远端主动脉端端吻合,同样
采用牛心包条加固的"三明治"法。吻合完

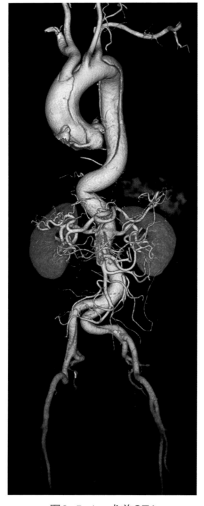

图9-5-1　术前CTA

毕,开放主动脉,恢复股动脉灌注,心脏复跳。完成头臂血管的吻合。检查各动
脉吻合口是否有明显出血点,根据出血情况补针,如仅为渗血,可暂时给予局
部压迫。在并行循环复温过程中将剩余的主动脉瘤壁包绕近端人工血管并与右
心耳吻合,右心耳开孔1.5cm左右。如自身主动脉壁吻合距离不够,可用心包片
覆盖缺口,吻合完毕后检查有无活动性出血,停循环,观察右心房充盈情况、
是否右房压过高、吻合口鼓包等情况,手术结束(图9-5-2、图9-5-3)。

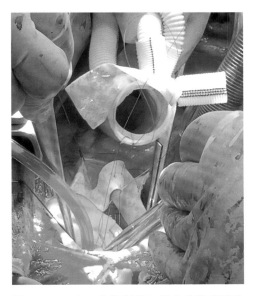

图9-5-2　人工血管远端与降主动脉端端吻合，吻合口内外均垫牛心包片的连续缝合（三明治法）

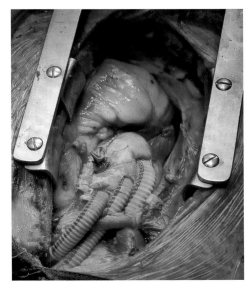

图9-5-3　牛心包补片与原主动脉壁缝合包裹主动脉根部并向右心耳分流

　　患者术后循环情况稳定，纵隔引流管引流约240ml，术第3天停呼吸机辅助，监护治疗期间输血红细胞2U，血浆400ml。术后第6天停监护，正常饮食，无腹胀腹痛，大小便正常，双下肢运动感觉功能正常。术后2周出院。出院前心脏超声检查显示包裹心包已无分流，无心包积液。

二、随访资料

　　患者口服降血压药物，定期门诊复查，一般情况好，无胸闷、气促，持续窦性心律。术后第7个月复查CTA显示：人工血管及支架通畅，升主动脉至腹主动脉上段夹层假腔血栓形成，腹主动脉中下段即左右髂动脉可见假腔。肠系膜上动脉、腹腔干动脉、左肾动脉开口真腔，右肾动脉、肠系膜下动脉开口假腔，各动脉无明显狭窄。

　　因患者腹主动脉段多发破口，右肾动脉口水平可见较大破口持续存在，腹主动脉段夹层持续存在，建议患者严格控制血压，避免剧烈运动，定期复查CTA，观察远端主动脉进展情况（图9-5-4）。

三、体会

Stanford A型主动脉夹层手术流程复杂，操作难度大，特别是吻合口出血的处置尤为困难，是导致手术并发症和病死率高的主要原因。临床5%～10%的患者常常因不能有效地止血而死亡。升主动脉近端血压高，血流冲击力较大，夹层形成后的主动脉内膜水肿、薄弱、易碎，血管缝合后易发生难以控制的吻合口出血，升主动脉吻合口（特别是主动脉根部）出血处置的结果往往可决定手术的成败。

主动脉根部包裹后右心房分流治疗主动脉根部难以控制的出血最早由Cabrol在1978年提出，国内孙立忠教授也推荐初期开展主动脉夹层手术的医师采用此种技术，以提高手术成功率。此方法术中将主动脉根部的出

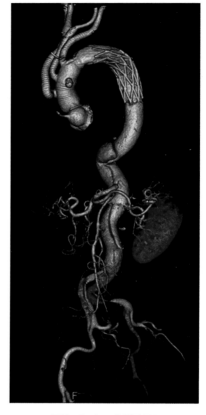

图9-5-4 术后CTA

血引流回右心房，可缩短手术时间，减少创面失血，从而减少输血，以达到减少手术创伤的目的。在主动脉切开时，有计划地保留动脉壁，完成吻合口缝合操作后，在复温的时段应用主动脉瘤壁行主动脉根部包埋，不足部分可用心包片补充，最终与开窗的右心耳缝合。术后包裹腔内可形成血栓从而停止分流。

多数人认可包裹分流技术可以治疗主动脉根部吻合口难治性出血，但是否普遍应用仍有不同看法。一种观点认为，包裹分流技术应在已经出现难以控制的升主动脉近端吻合口出血后作为抢救性应用，理由是缝合分流增加手术操作、可能延长手术时间；分流通道可能不闭合而造成长期分流，从而影响心功能。笔者所在医院将包裹分流作为预防性手段，在绝大部分病例中应用，经过

临床观察，预防性应用主动脉根部包裹–右心房分流术虽然增加了手术步骤，但因在复温阶段操作，缝合技术简单，并不增加总体的手术时间及体外循环时间，引流后可明显减少止血时间，在一定程度上缩短了总手术时间。手术时间的缩短，同时减少术中、术后血液制品的使用量，降低肾功能不全、凝血功能紊乱和肺部并发症的发生率，有利于患者术后恢复。

需要强调的是，术者不能忽视对吻合口缝合质量的重视，高质量的吻合口缝合操作是止血的基础。包裹引流技术主要是应对针眼渗血、人工血管壁渗血等情况，如果有明显缝合不良导致的出血，需要应用传统技术严格补针缝合，不能引流了之。也有相关报道发现，如果吻合口出血量多，右房分流术可造成右心房压力过高，前负荷过大而致右心功能不全或心律失常。包埋内的血肿可压迫冠状动脉口导致冠状动脉灌注不足，造成心肌缺血等严重并发症，还可能导致假性动脉瘤形成。同时，右心房引流的患者远期心房颤动的风险增加。在缝合引流隧道时需要细心设计，保证早期分流血流进入右心房的通畅性，防止因分流血流阻滞在包裹腔内压迫主动脉根部。

第六节　胸主动脉腔内修复术（TEVAR）后逆行性主动脉夹层的诊治

胸主动脉腔内修复术（TEVAR）具有创伤小、住院时间短等优点，已广泛应用于B型主动脉夹层的治疗。但随着TEVAR手术例数的增加，其并发症也不可忽视，例如急性或延迟逆行A型主动脉夹层（RTAD）、卒中、肠梗死、股动脉等入路相关损伤、截瘫、内漏、肢体缺血或伤口感染等。RTAD是TEVAR严重并发症，其发生率为1.4%～10.0%，死亡率高达40%。RTAD有时也被称为近端支架相关新发破口（SINE），可能与主动脉壁病变（如结缔组织病、急性期主动脉壁水肿等）、术中操作不当、覆膜支架选择不当等因素相关，可在术中、术后和随访期各时间段发生。其中约有25%的患者没有症状，仅在复查CTA时发现。伴有胸痛的RTAD死亡风险极高，一经发现应按急性Stanford A型主动脉夹层进行治疗。

一、临床资料

患者付某，男，39岁，因"突发胸腰部疼痛22小时"入心内科。患者晚9时左右突然出现胸腰部疼痛，伴乏力、呃逆，无发热，无晕厥，无呕吐，在当地诊所就诊，输液后回家休息，夜间持续胸腰疼痛，晨起后感疼痛加重，就诊于市级医院，CT检查发现主动脉夹层，Stanford B型，转入我院。心内科给予降压、镇痛治疗，入院次日在局部麻醉下行"胸主动脉腔内修复术"，植入胸主动脉支架。术后第2天出现剧烈胸痛，立即行CTA检查显示：支架近端至升主动脉新发夹层（图9-6-1）。

患者立即转心血管外科，急诊行"升主动脉置换+半主动脉弓置换术"，术中剪除原覆膜支架前端裸区，采用牛心包片+人工血管片，"三明治"法缝合修整加固主动脉远端，与人工血管端端吻合。分支血管重建无名动脉，手术后患者在监护室继续治疗，恢复好。术后第18天出院。

二、随访

出院后定期门诊复诊，口服降压、降血脂药物。术后4个月时复查CTA：人工血管和支架通畅，无名动脉通畅，左颈总动脉、左锁骨下动脉开口狭窄。患者无头晕、眩晕、左上肢无力等症状，测血压左上肢收缩压90mmHg，右上肢收缩压126mmHg，继续随访观察（图9-6-2）。

三、体会

TEVAR手术通过覆膜支架的腔内植入隔绝主动脉夹层破口，扩大真腔，压缩假腔，促进病变主动脉修复。支架对血管壁的持续张力有可能造成新的内膜损伤，出现支架相关的逆行性主动脉夹层。

TEVAR手术中多须将支架前端定位于主动脉弓降部。第一，主动脉在心脏和呼吸周期中承受高速度血流的脉冲式剪切应力。第二，由于主动脉弓的弯曲导致内膜承受的支架径向力增加，可能会损伤主动脉壁。第三，患者合并高血压等心血管疾病，血压和心率不稳定。以上因素都会诱发RTAD。

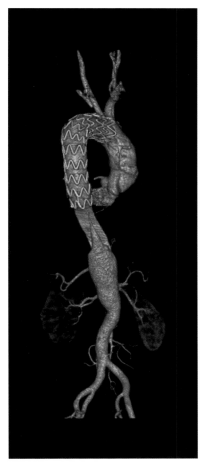

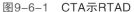

图9-6-1　CTA示RTAD

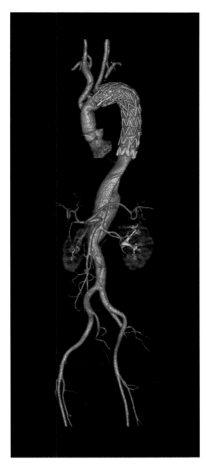

图9-6-2　术后4个月复查CTA

　　RTAD的发生与手术设计也密切相关，应严格把握Stanford B型主动脉夹层患者的TEVAR手术适应证。避免在急性期或对合并遗传性结缔组织病患者行TEVAR；术中覆膜支架直径选择不宜过大，术中精准释放，避免反复球囊扩张支架或推拉调整位置。

　　TEVAR术后发生RTAD患者的手术策略包括开放手术和腔内治疗。如果病变已累及升主动脉，主要采用开放手术，进行全主动脉弓或半主动脉弓置换；如果降主动脉壁脆弱且有损伤，则将冰冻象鼻支架插入降主动脉以加大其强度。在处理现有的内植物时，须考虑到内植物移除时可能导致脆弱的主动脉壁出现新的撕裂，因此在大多数情况下，原植入支架被留在原位，并省略象鼻支架植入；主动脉切开后，原支架近端裸露区会被移除，以创造一个平整的远端平面，修整切口后与人工血管做全层的端端吻合。主动脉弓部分支重建和主动脉根部修复方法与A型夹层术式相同。如果逆撕夹层范围小，升主动脉血管管壁正常，可考虑腔内修复治疗，但需要充分评估升主动脉解剖特点后谨慎选择，避免诱发更大范围的撕裂。

第七节　解剖外腋下动脉-股动脉旁路治疗

主动脉夹层形成过程中，内膜序贯性撕裂，可导致主动脉分支动脉的狭窄、闭塞、撕脱等情况，影响重要器官的灌注，表现为灌注不良综合征。笔者所在医院收治了一名因主动脉夹层导致下肢灌注障碍的A型主动脉夹层患者，接受了紧急孙氏手术，同期行解剖外腋下动脉-股动脉分流术治疗。短时间内恢复了下肢供血，避免了肢体坏死；长期随访显示人工血管通畅，下肢保持了运动感觉功能。

一、临床资料

患者郑某，男，55岁，突发胸背部疼痛，伴左下肢麻木无力9小时入院。患者晚上9时在家中无明显诱因突发胸背部剧烈疼痛，同时出现左下肢无力、麻木。无晕厥、昏迷，无恶心、呕吐，无腹泻，在当地医院就诊，CT检查发现主动脉夹层，转入我院。患者既往有高血压病史，未规范服药治疗，否认糖尿病、冠心病病史。

入院时上肢血压213/112mmHg，心率90次/分。左股动脉搏动未触及，左下肢皮温稍低，无发绀，无压痛。立即给予静脉注射并微量泵持续泵入乌拉地尔、尼卡地平降压。麻醉医师留置深静脉、外周动脉插管，监测血压下降至120/70mmHg，行麻醉诱导全身麻醉。

患者术前CTA显示为A型主动脉夹层，内膜撕裂范围自升主动脉至左右髂动脉，左髂外动脉真腔压迫闭塞。股动脉通过侧支循环显影（图9-7-1）。

手术治疗和结果：患者入院当日接受了急诊手术治疗，全身麻醉体外循环下行升主动脉置换+主动脉弓置换+降主动脉支架象鼻手术，恢复循环后观察左股动脉无搏动，决定行升主动脉-左股动脉分流术，取直径为8mm的人工血管40cm，经皮下隧道由左腹股沟至上腹部，自剑突下穿出至心包腔，近端与升主动脉人工血管端端吻合，远端与左股

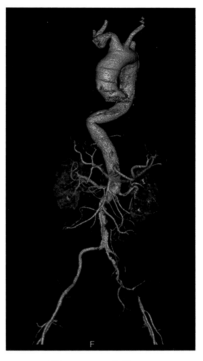

图9-7-1　术前CTA

动脉端侧吻合。患者安返病房，查左足背动脉可触及搏动。患者术后次日停呼吸机辅助，观察左下肢无明显肿胀，术后第6天转出监护室，患者诉左下肢轻度麻木感，无疼痛。普通病房恢复期可下床活动，诉左下肢力量较右侧弱。

二、随访资料

患者口服降血压、抗血小板药物，出院3个月时复诊，诉双下肢感觉无障碍，每日散步，步行约500米后感觉左下肢稍酸软，无疼痛，无麻木。复查CTA显示：主动脉弓部人工血管通畅，头臂分支血流通畅，升主动脉-左股动脉分流未闭塞，左髂外动脉部分恢复血流，考虑为主动脉重塑后假腔压力降低，真腔扩大后促进闭塞血管复通，但左髂动脉未恢复正常直径。左下肢动脉血流复通后可因分流导致人工血管流量降低，远期可能出现人工血管闭塞，建议患者继续口服抗血小板药物，按时复诊（图9-7-2）。

三、体会

A型主动脉夹层内膜撕裂范围大，随机性侵袭分支动脉，重要分支动脉受累后导致的狭窄闭塞可引起供血器官严重的功能障碍，如昏迷、肠坏死、肾功能衰竭、肢体坏死等。肢体缺血3小时后骨骼肌细胞坏死即不可逆，6小时后完全坏死。

主动脉夹层患者多经历鉴别诊断、确诊后转运等过程，肢体缺血时间超过时限，组织张力增高导致的血管压迫更加剧了缺血。孙氏手术本身深低温停循环及手术时间长、创伤大等对缺血肢体的组织也造成损伤，由此进入恶性循环。文献报道，下肢缺血术后即使开通被压迫的血管，部分患者仍会出现

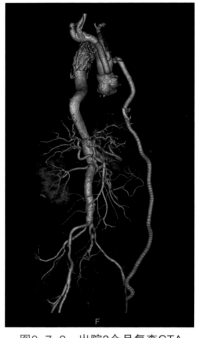

图9-7-2 出院3个月复查CTA

患肢的骨筋膜室综合征，需要早期彻底切开筋膜减压防止肌肉和神经发生缺血性坏死。合并下肢缺血的患者需要综合评估动脉病变和肢体缺血程度，判断是否可以在主动脉置换手术同期做保肢的肢体动脉转流手术。对于明确缺血的肢体可先期行下肢筋膜切开减压术，以改善缺血肢体的循环，减低坏死组织的毒素吸收带来的脏器损伤。对于缺血程度重、时间长的患者，要考虑截肢的必要性。

主动脉夹层经主动脉弓置换、象鼻支架植入治疗后，远端主动脉重塑，真腔扩大、假腔缩小，狭窄闭塞的肢体动脉有可能恢复血流，动脉再通后，竞争性分流了旁路移植人工血管的流量，导致远期人工血管旁路的血栓形成、闭塞。虽然旁路血管有较大可能闭塞，但作为保存肢体的方法，旁路分流仍有必要性。建立人工血管旁路的患者建议在治疗后定期复查，建议在治疗后第3、6和12个月使用超声和踝肱指数（ankle-brachial index，ABI）监测评估旁路血管

血流，之后每6～12个月复查一次CTA。

第八节　烟囱支架技术

最初，烟囱技术作为保留主动脉上分支的一个选择在TEVAR术中应用，可以拯救不慎被覆盖的左锁骨下动脉。近年来，由于使用标准的现成设备，操作相对简单，烟囱技术在TEVAR中的应用范围有所扩大。

一、临床资料

（一）病史

患者刘某，男，83岁，突发上腹部疼痛20小时入院。患者晨起后突发上腹部疼痛，在当地医院行CT检查发现主动脉夹层，为Stanford B型，转我院。患者发病以来无发热，无昏迷，无恶心呕吐，无腹泻腹胀，四肢活动正常。既往诊断高血压2年，降压药物治疗，服药不规律，未定期监测血压。无糖尿病、冠心病病史，5年前因"腹主动脉瘤"行"腹主动脉人工血管置换术"。

（二）辅助检查

实验室检查：血常规、肝肾功能正常，凝血功能正常。CTA检查显示：降主动脉至腹主动脉真、假腔形成，主动脉弓降部内膜透壁性溃疡，腹腔干动脉、肠系膜上动脉、右肾动脉自真腔供血，左肾动脉自假腔供血，腹主动脉及左右髂动脉为人工血管，通畅无狭窄（图9-8-1）。

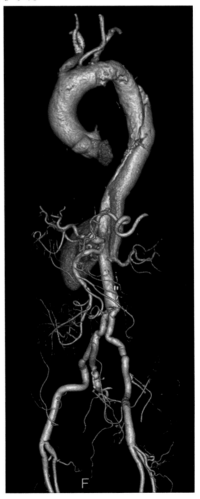

图9-8-1　术前CTA

（三）手术治疗和结果

患者主动脉弓部病变位于左锁骨下动脉对侧，支架需要向近端延伸才能完全覆盖病变，但会阻挡左锁骨下动脉。单分支支架适合覆盖锁骨下动脉水平的主动脉病变，但因患者行腹主动脉和左右髂动脉置换术后，左右髂动脉直径有限，造成单分支支架导入困难。最终选择烟囱支架技术。

右股动脉穿刺，预置缝合器。左肱动脉穿刺置入鞘管。经右股动脉置入主体支架（36-30-160覆膜支架），经左肱动脉导入分支支架（8-6-130裸支架），主体支架前端定位于左颈总动脉口后缘释放，随后释放分支支架，再沿右股动脉导丝导入32-28-160覆膜支架，与前段支架重叠4cm，尾端定位于腹腔干动脉开口上1cm处释放。退出支架输送系统，造影显示主体支架位置满意，主动脉夹层完全隔绝，左颈总动脉和左锁骨下动脉通畅。右股动脉缝合器缝合，各穿刺点加压包扎。患者术后恢复好。

二、随访资料

患者出院后继续口服降压、降血脂药物。出院3个月时复查主动脉CTA显示：主体支架通畅无狭窄，位置正常，左锁骨下动脉支架通畅，胸主动脉段夹层完全隔绝，无内漏。假腔完全血栓化，各内脏动脉通畅。继续定期随访（图9-8-2）。

三、体会

烟囱支架技术，即平行支架技术，分

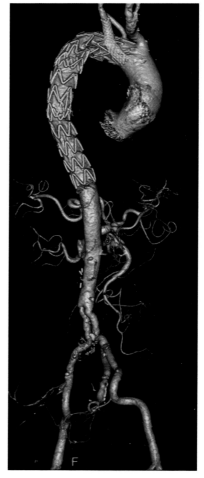

图9-8-2　出院3个月复查CTA

支支架与主体支架平行部署于主动脉腔，主要用于扩展近端锚定区并维持主动脉分支的通畅。1999年，Greenberg等首先在腹主动脉瘤的血管内修复过程中植入肾动脉烟囱式支架。2002年，Criado等扩大了烟囱支架技术的应用范围，在TEVAR过程中保留了被覆盖的左锁骨下动脉。与其他保留分支的腔内技术比较，如体外开窗技术、原位开窗技术、分支支架技术，烟囱支架技术具有使用标准商用支架和操作简单的优势。目前的研究观察到烟囱式支架具有较高的近中期通畅率。由于烟囱支架植入对主动脉弓的操作较少，它的脑血管事件的发生率较低。

烟囱支架多选用覆膜支架，也可使用裸支架，关于哪种更适合，目前还没有达成共识。使用裸支架作为烟囱时，血流可能通过支架的网眼进入沟槽和近端着陆区，而覆膜式支架可以封堵血流，形成沟槽的盲端，从而降低烟囱支架内漏的风险。然而，由于覆膜式支架的输送系统较大，因此要求入路有足够的直径；而裸支架的输送系统较薄，可以通过经皮桡动脉途径植入。临床工作中，需要根据动脉解剖特点和治疗目的，合理选择支架。

由于烟囱支架、主体支架和主动脉壁之间的 "沟槽"，Ⅰa型内漏的风险是烟囱支架技术的主要并发症。据报道，烟囱支架术后Ⅰa型内漏的发生率为10%～32%。70%的沟槽相关的Ⅰa型内漏可以在1年内自动闭合，只有3.3%需要二次干预。多种方法可用来降低Ⅰa型内漏的发生率，如使用有裙边的烟囱式支架、足够的重叠、增大主体支架尺寸、使用后扩张球囊等，另外，还可以用线圈或胶水填塞法。

逆行A型主动脉夹层是烟囱支架技术的另一个重要并发症。研究估计TEVAR术后逆行A型主动脉夹层的发生率为1.6%～2.5%，它的发生与尺寸过大的程度、近端裸支架和弓形的角度有关。主动脉弓的双烟囱和三烟囱技术仍有争议，与单烟囱技术相比，采用双烟囱和三烟囱技术的患者Ⅰa型内漏发生率更高，术后一期Ⅰa型内漏的发生率可达30%，不良事件发生率更高。

总之，采用烟囱支架技术的胸腔内主动脉修复术具有操作简单、取材容易和远期通畅率高等特点，为邻近分支动脉的主动脉夹层提供了一种微创治疗的选择，但Ⅰa型内漏、烟囱支架压迫和闭塞以及逆行夹层仍不可忽视。目前，烟囱支架技术逐渐发展为应对复杂病变处置中的补救性方案。

第九节　开窗技术治疗主动脉弓部夹层

胸腔内主动脉修复术（TEVAR）主要治疗主动脉弓头臂分支动脉以远的主动脉病变，随着腔内技术的发展，某些主动脉弓部病变的患者也可采用TEVAR治疗。由于主动脉弓解剖结构的复杂性，TEVAR手术需要引用特制的支架，达到既隔绝病变又保留分支的目的。最理想的状态是根据患者解剖特点定制预缝合支架，但技术条件、制作耗时和价格因素限制了定制支架的广泛应用。开窗技术具有较大的自由度和适用性，可用于主动脉弓部夹层的腔内治疗。

一、临床资料

（一）病情发展

患者周某，女，60岁，因"升主动脉置换术后3年，胸闷不适半个月"入院。患者3年前因A型主动脉夹层行升主动脉置换术，手术顺利，术后患者无明显不适，定期复诊。半个月前感觉胸闷不适，无咳嗽，无气促，无胸背部疼痛，无心悸，无呼吸困难，来院就诊。

入院时，患者体温36.5℃，脉搏72次/分，血压130/74mmHg。呼吸平稳，两肺呼吸音正常。心前区没有异常的隆起，心界无扩张，未闻及病理性杂音。腹部无阳性体征，下肢无肿胀。

行CTA检查，显示升主动脉人工血管通畅，人工血管远端吻合口水平至髂动脉夹层形成，头臂干动脉和左颈总动脉近端受累。主动弓部真腔受压狭窄，夹层近端破口在人工血管吻合口处（图9-9-1）。心脏超声显示：主动脉弓和降主动脉夹层形成，主动脉瓣少量反流，EF 60%。各心腔大小正常。

患者因A型主动脉夹层行升主动脉置换术，吻合口处的内膜破口导致远端血管夹层持续存在，真腔受压明显，主动脉呈瘤样扩张，出现胸闷不适症状，有手术指征。患者升主动脉置换手术后，考虑纵隔和主动脉周围组织粘连给再次手术造成明显困难，手术风险高。患者拒绝开放手术治疗，建议患者行腔内隔绝手术治疗。升主动脉为人工血管，为植入支架提供了坚固可靠的锚定区，手术难度在于弓部三分支的重建。

（二）手术治疗

设计采用开窗技术重建主动脉弓部分支。改装支架的过程：利用患者CTA数据构建患者主动脉弓立体数字模型，采用3D打印主动脉弓模型。用环氧乙烷对3D打印的模型进行消毒；麻醉成功后，通过右股动脉插入导丝和导管，进入升主动脉。进行血管造影以评估夹层情况。这与计算机断层扫描的结果一致。在3D打印模型中释放主体支架，以确定开窗的位置并开孔。将一个脱毛的铂金弹簧圈缝合到窗口边缘和主动脉弓的大弯

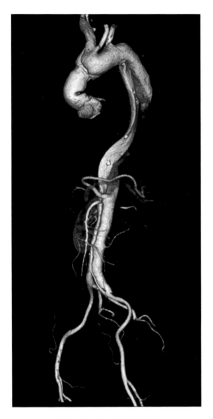

图9-9-1　术前CTA

侧，作为手术中的标记（图9-9-2）。使用4-0聚丙烯缝线和V18导丝将支架的直径束径缝合至原直径的二分之一。随后，我们将改良后的支架移植物放回输送鞘中。

做左右锁骨下切口和左颈部切口，并将血管鞘插入双侧腋动脉和左颈总动脉。交换硬导丝，在降主动脉处释放一个覆盖式支架作为远端限制性支架。交换改良后的主体支架，将标记的方向和裂口的方向调整为主动脉弓的大弯曲面。释放支架，因束径缝合支架呈半释放状态，窗口开放，导丝被超选择地通过窗口送入主体支架，先后沿导丝导入头臂干动脉、左颈总动脉和左锁骨下动脉的覆膜支架，暂不释放（图9-9-3）。

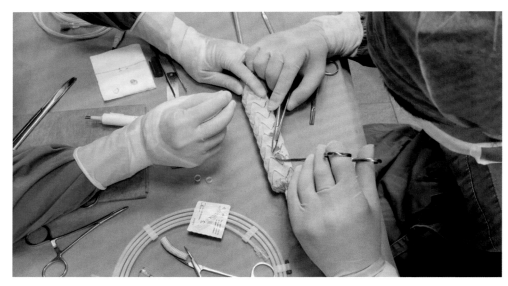

图9-9-2　体外释放支架，定位开窗后，在窗口缝合弹簧圈做标记

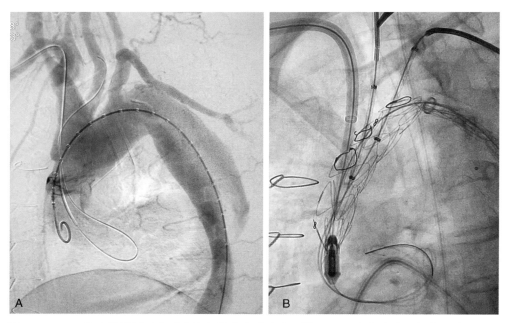

图9-9-3　A. 首次造影显示主动脉弓部及降主动脉夹层情况。B. 在主动脉弓部半释放支架，窗口开放，导丝分别超选各窗口，并导入分支支架

通过血管造影确认正确位置后，拉撒V18导丝完全释放主体支架，先后释放头臂干动脉、左颈总动脉和左锁骨下动脉的覆膜支架。交换球囊扩张促进窗口与分支支架的贴合。血管造影显示，所有的支架都在设计的位置，没有明显的内漏，主动脉弓的三个分支通畅（图9-9-4）。

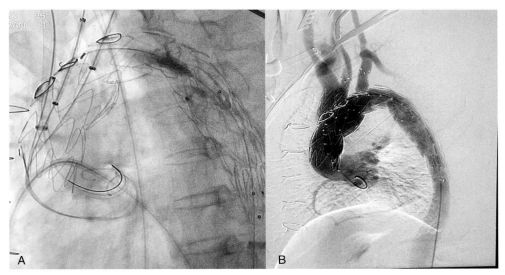

图9-9-4　A.各分支支架穿过窗口并定位后，完全释放主体支架。B.主体和分支支架均释放后，造影示主动脉夹层完全隔绝、头臂各动脉通畅

　　手术总时间4.5小时：1小时用于改装支架，术中失血量约为200ml，未输血。患者手术当日清醒，次日拔除气管插管，转出监护室，术后第5天出院。

二、随访资料

　　患者出院后无特殊不适。1个月时复查主动脉CTA显示：主动脉弓支架形态正常，位置正确，无移动，三分支血管通畅，无内漏。腹主动脉段夹层仍存在，无腹痛等症状，内脏动脉供血正常，建议患者继续随访观察（图9-9-5）。

三、体会

　　主动脉弓解剖结构相对复杂，除了头臂动脉分支和主动脉弓曲度差异外，还可有不同程度的扭转，应用TEVAR治疗TAAD时仍有许多困难需要解决。目前，主动脉弓部分支重建最常用的TEVAR技术包括平行支架技术、分支支架技术、原位开窗技术和体外预开窗技术。平行支架技术，包括烟囱支架技术、潜望镜技术、三明治支架技术等，操作简单，但术后内漏和中长期逆行升主动脉夹层发生率高。分支支架技术因为支架之间没有间隙，内漏发生率低，然而，目前只有单分支支架可选，不能同步处理弓部三分支的情况。原位开窗技术可以重建弓部三条分支动脉，但它受主动脉弓解剖条件限制，对于Ⅲ型主动脉弓的病例，原位开窗操作会非常困难。主体支架释放后分支的血流被阻断，为保证头部供血，手术中需要临时搭桥。此外，颈动脉的频繁操作和覆膜支架诱发的破裂，有神经系统的并发症的风险。预开窗技术可以避免这些缺点。准确定位开窗的位置非常重要，如果位置不精确，就会出现术中选窗困难，甚至手术失败。

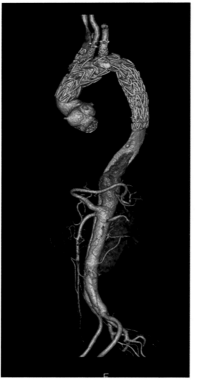

图9-9-5　复查CTA

　　在我们的案例中，在主动脉数字模型的指导下选定了主体支架开窗位置，通过束径缝合，在主动脉弓部半释放支架主体，没有阻断颈动脉血流，术者可以操作导丝从容地完成三个窗口选择、通过，从而引导植入分支支架。手术中无须建立临时旁路，术后也没有观察到神经系统并发症。理论上讲，预开窗技术适用于所有的主动脉弓解剖条件，而且这种技术的中长期通畅率高于平行支架技术和原位开窗技术。目前，在我国还没有商业化的开窗支架。定制的分支式支架价格昂贵，而且需要较长的定制时间，这使得它难以在紧急情况下使用。因此，在手术过程中对现有支架进行个体化预开窗是一个可选的方案。

　　对于主动脉弓的病变，准确的开窗定位非常重要。以往外科医师主要根据

CTA扫描结果和测量的直线距离来设计窗口位置，这种平面测量数据与立体的实体数据之间经常有偏差，如果偏差过大就会增加手术的难度和时间。在手术过程中，虽然通过扩大开窗的直径提高选窗成功率并不难，但也容易造成内漏。因此，准确定位是预开窗术中关键的技术，尤其是三开窗的病例。部分单位已经应用3D打印技术指导开窗定位，3D模型使外科医师能够更直观地了解主动脉夹层和主动脉弓的分支之间的空间关系。先在灭菌的3D打印模型中释放支架，可以直接观察到支架释放后的形态，确定开窗的位置，使体内操作更准确。

束径技术可暂时缩小支架的直径，支架的直径被缩小到60%左右。由于束径后的支架比主动脉小，所以很容易调整前后位置，在选窗操作过程中不影响颈动脉供血，提高了手术的安全性。

全主动脉弓置换手术仍是A型主动脉夹层的主要治疗手段，随着腔内技术的不断探索，通过3D打印和束径缝合，体外预开窗技术为病变在主动脉弓部的A型主动脉夹层提供了新的解决方案。

第十节 分支支架的应用

TEVAR是B型主动脉夹层外科治疗的首选方法，其中约40%的TBAD涉及左锁骨下动脉口。由于左锁骨下动脉远端可能缺乏一段健康的主动脉，在许多情况下，为了获得一个合适的近端锚定区，支架前端需要超过左锁骨下动脉口。通过观察早期病例，发现覆盖左锁骨下动脉可导致多种并发症，如脊髓缺血、颅内缺血、左上肢缺血和Ⅱ型内漏等。保留左锁骨下动脉成为共识，方法有开窗技术、杂交手术、平行支架、分支支架植入等。其中，分支支架有良好的操作性、内漏发生率低，临床效果确切。

一、临床资料

（一）症状和体征

患者谭某，女，77岁，因"突发胸背痛4小时"入院。患者在晚10时与人争执后突发胸背部疼痛，疼痛剧烈向腹部放射，无晕倒，无恶心呕吐，稍咳嗽，无气促，无呼吸困难，无发热。否认高血压、糖尿病、高血脂等病史。入院时心率65次/分，血压166/78mmHg。呼吸平顺，双肺无啰音，左肺呼吸音减弱，心音正常，腹部平软，无压痛及反跳痛，双侧桡动脉、股动脉搏动正常。

（二）辅助检查

血常规：白细胞计数13.39×10^9/L，中性粒细胞计数12.11×10^9/L，红细胞计数4.77×10^{12}/L，血红蛋白144g/L，血细胞比容45%，血小板计数179×10^9/L。血生化：肌酸激酶同工酶（CK-MB）14U/L，肌酐79μmol/L，谷丙转氨酶19U/L，谷草转氨酶20U/L。凝血功能：INR 1.13，纤维蛋白原1.9g/L。胸部平片：上纵隔增宽，左肺透亮度降低，左侧胸腔积液。心脏超声：无心包积液，各瓣膜正常，升主动脉直径27mm。EF 63%。急查CTA提示：主动脉弓左锁骨下动脉口下方至腹主动脉末端真、假腔形成，内膜螺旋形分隔，双肾动脉开口受累至轻度狭窄，腹腔干动脉、肠系膜上动脉和双肾动脉均开口于真腔。左肺膨胀不全，左胸腔积液，双肺肺炎（图9-10-1至图9-10-4）。

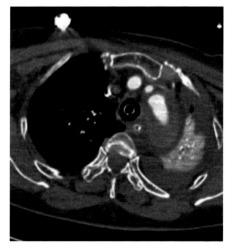

图9-10-1　术前CTA
左锁骨下动脉受累

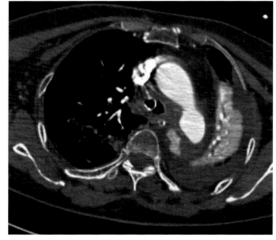

图9-10-2　术前CTA
降主动脉夹层形成

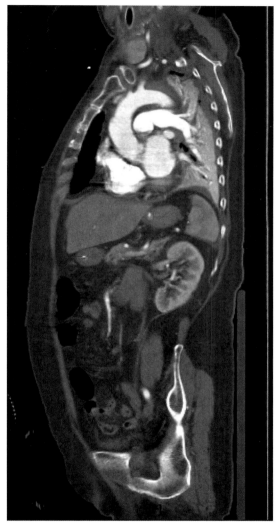

图9-10-3　术前CTA

矢状面断层，主动脉夹层累及左锁骨下动脉

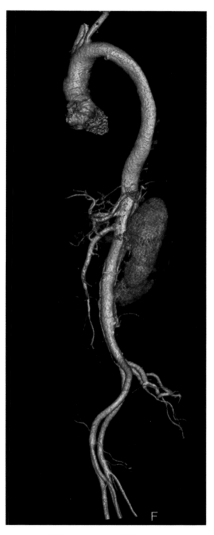

图9-10-4　术前CTA

容积再现，主动脉弓降部至腹主动脉夹
层形成

（三）手术治疗和结果

　　患者入院后经降压、镇痛治疗，胸痛症状缓解，血压稳定，呼吸平顺，血
氧饱和度95%以上。拟药物治疗稳定病情，使患者度过急性期，动脉壁血肿部

分吸收、炎症水肿减轻，有利于预防支架相关新发内膜损伤，降低逆行夹层风险。在药物治疗期间，患者仍反复胸痛不适，考虑患者病情不稳定，合并胸腔积液，有急诊手术指征，于入院第3日行腔内手术治疗。因患者血肿累及主动脉弓降部和左锁骨下动脉，决定采用分支支架植入，支架前端定位于左颈总动脉后缘，分支保持左锁骨下动脉灌注，完整覆盖主动脉弓降部病变。

手术采用局部麻醉，右股动脉、左肱动脉分别穿刺置入鞘管。升主动脉造影显示主动脉夹层与CTA结果相同。经股动脉插入导丝导管，超选至左肱动脉，自左肱动脉鞘穿出，建立轨道，自左肱动脉沿导丝导入导管，导管前端自股动脉穿出。主动脉更换超硬导丝，取Castor支架，将支架分支导丝经由引导导管自左肱动脉导出。沿超硬导丝引导主体至胸主动脉，旋松硬鞘固定旋钮，推送软鞘及支架主体至主动脉弓部，根据标记点确定分支在主动脉弓大弯侧，后撤软鞘，牵引左肱动脉端分支导丝，将分支提入左锁骨下动脉。造影显示主支架定位准确，分支对位准确，释放主体支架，提拉分支导丝释放分支包膜，使分支展开。造影显示支架位置满意，分支及左锁骨下动脉通畅。退出输送系统。股动脉穿刺口缝合器缝合，左肱动脉加压包扎。

患者术后疼痛症状消失，加强肺部护理，促进肺膨胀。术后第11天出院，出院前胸片显示：左肺复张，左胸腔积液吸收。

二、随访资料

患者定期门诊复诊，诉无特殊不适，左上肢运动感觉正常。出院后5个月来院复诊，复查CTA：主动脉与左锁骨下动脉支架通畅，形态好，支架周围血栓形成，腹主动脉段残余夹层，腹腔干动脉、肠系膜上动脉、左肾动脉真腔供血，右肾动脉真、假腔供血，开口轻度狭窄。继续随访（图9-10-5、图9-10-6）。

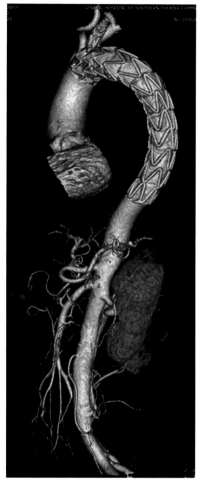

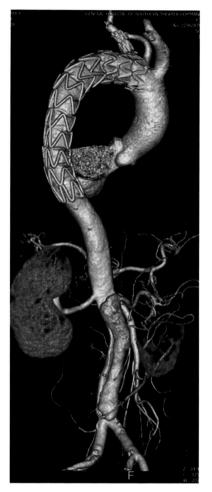

图9-10-5　术前CTA
容积再现，前后位，支架位置满意，头
臂动脉通畅

图9-10-6　术前CTA
容积再现，后前位腹主动脉残余夹层，
随访中

三、体会

TEVAR手术中覆盖左锁骨下动脉会增加脊髓缺血和术后卒中的风险。一项荟萃分析显示，覆盖左锁骨下动脉后6%的患者出现上肢缺血、4%的患者出现脊髓缺血、2%的患者出现基底动脉缺血、2%的患者出现前循环脑梗死。另一项研究表明，在TEVAR期间接受左锁骨下动脉覆盖，然后再进行解剖外血管搭桥重建的患者，可以减少脊髓缺血的发生率。对于一些左椎动脉优势的患者，覆盖左锁骨下动脉可能导致脊髓缺血出现截瘫。所以，对于左锁骨下动脉受累的B型主动脉夹层，TEVAR手术中应重建左锁骨下动脉，特别是对于右椎动脉缺如或闭塞、左椎动脉终止于小脑后动脉、左乳内动脉行冠状动脉旁路移植术后、左臂透析动静脉内瘘等情况。目前，可以进行左锁骨下动脉重建的技术包括平行支架技术、杂交手术、开窗技术、分支支架技术等。

杂交去分支手术，包括颈动脉-锁骨下分流术或锁骨下-颈动脉转位术，总体效果良好。手术中需要临时阻断主动脉弓上分支动脉，有脑缺血的风险。文献报道，围手术期卒中发生率为4%，远期约3%的患者出现左上肢缺血，6%的患者出现椎动脉闭塞，锁骨下动脉盗血综合征的发生率为3%。关于平行支架技术治疗主动脉弓疾病，因多个支架平行放置在主动脉弓内，内漏的风险增加，目标血管的长期通畅性逐渐降低。然而，平行支架技术相对简单，不需要定制支架，适合用于紧急手术和补救性方案。关于原位或体外开窗技术，操作相对复杂，内漏风险增加，会破坏支架原有的整体结构，有导致支架变形和移位的风险。与以上技术相比，分支支架移植技术的优势是无须改装，保持了支架的整体性，可根据患者主动脉病变定制，内漏发生率低。

国内主要应用Castor一体式单分支支架，它将分支支架缝合在主支架上，主支架移植覆盖了主动脉的主要入口撕裂，而分支支架移植则保持LSA通畅。用于LSA重建的分支支架长度为5～30mm。输送系统包括一个涂有亲水层的外鞘，以及独立包裹着主动脉移植主干和分支部分的软鞘，分支支架的长度和直径可以根据患者的主动脉解剖结构进行定制。

目前观察，在主动脉夹层治疗的应用中，Castor支架具有以下优点：

（1）单分支支架技术在近端锚定长度不足的前提下，可以在保留LSA的情况下封堵夹层口，可明显减少因LSA封闭而引起的神经系统和上肢缺血等严重并发症。

（2）单分支主动脉支架移植只需一次性引入和释放，操作相对简单，不需要将此技术与其他操作混用。对于一些有夹层进展风险的患者，可在发病后72小时内进行紧急手术，有利于及时给予有效的治疗。

（3）Castor支架移植物的一体化设计在形状上更符合人体大血管的生理和解剖特点。支架与主支架的直接连接提高了支架结构的稳定性，从而降低了远期支架移位的发生率。

（4）支架主体和分支均有软膜覆盖，减少了内膜损伤和脑栓塞的风险。

Castor支架的局限性包括：

（1）操作过程比直筒形支架复杂。在实际操作中，需要克服支架对位不准确、导丝缠绕等问题。

（2）与烟囱支架技术相比，Castor支架移植技术更加复杂，必须定制，不适合急诊手术，但更适合择期手术。

（3）如果分支定位不准会导致局部狭窄，增加后期分支闭塞的风险；纵向的偏移会增加内漏的风险；通过拉动释放支架调整位置，增加了内膜损伤的风险。

目前，在重建左锁骨下动脉的TEVAR中，应用分支支架具有良好的中短期临床疗效，是治疗近端固定区不足的B型主动脉夹层的有效方法。

第十一节 A型主动脉夹层术后主动脉负性重塑的再干预

A型主动脉夹层近端累及升主动脉和主动脉弓部，撕裂的内膜可延续至腹主动脉甚至更远，手术通过置换升主动脉和主动脉弓部，结合象鼻支架的植入，达到挽救患者生命的目的。全病变血管置换在技术上虽然可以实现，但巨大的创伤造成高死亡率是不被接受的，也没有必要。A型主动脉夹层以"近端置换、远端旷置"为治疗思路，在急性期挽救了大部分患者的生命。旷置的远端主动脉进入重塑过程，理想的重塑表现为真腔内径扩大，假腔内的压力逐渐降低，管径逐渐缩小，逐步血栓化并机化吸收，主要分支动脉自真腔供血。由于夹层的个体差异和撕裂的复杂性，部分患者出现负性重塑情况，如假腔扩大、真腔缩小、动脉总直径扩大，新发破口，动脉破裂，重要分支闭塞等，在随访中要及时发现负性重塑，适时干预。

一、临床资料

（一）症状和体征

患者郭某，男，68岁，因"主动脉夹层术后5年，腰痛2天"入院。患者5年前因"急性A型主动脉夹层"行"Bentall术+主动脉弓置换术+降主动脉支架象鼻手术"，术后恢复顺利，口服华法林抗凝治疗，定期复诊。2天前出现腰痛，自认为"腰椎间盘突出"，自行按摩治疗，症状无明显缓解，来医院就诊。患者无发热，无咳嗽，无腹痛。查体：呼吸平顺，心率67次/分，血压127/67mmHg，双肺呼吸音清，听诊正常机械瓣膜音，腹部软，无压痛，脐上部腹中线左侧可触及搏动性包块，直径约10cm，双侧股动脉搏动正常。

（二）辅助检查

患者血生化、肝肾功能正常。主动脉CTA显示：胸主动脉段人工血管和支架通畅，腹主动脉段可见夹层，与1年前复查CTA结果比较，腹主动脉假腔直径明显扩大约1.5cm，总直径5.5cm，左肾动脉自假腔供血。左髂动脉瘤样扩张（图9-11-1）。

（三）手术治疗和结果

患者腹主动脉夹层明显扩张，已出现腰痛症状，有手术指征，如果行开放性手术，需要做胸腹联合切口全胸腹主动脉置换术，手术创伤大，患者年龄大，不适合大创伤手术，决定实施腔内治疗。

因患者主动脉病变集中在腹主动脉内脏动脉区，左肾动脉完全自假腔供血，腔内治疗有一定的难度。术前通过患者CT数据重建主动脉3D模型，根据模型设计主体支架开窗位置。术中根据术前的开窗计划，在主体支架上对应开出腹腔干动脉、左右肾动脉和肠系膜上动脉窗口（图9-11-2）。

束径缝合后将支架回收至输送杆内。右股动脉穿刺，置入导管，造影显示腹主动脉夹层和内脏分支情况与CT数据相同。导入主体支架，半释放。自左股动脉导入导丝，分别超选穿过各窗口至内脏分支动脉，并留置导管导丝定位（图9-11-3）。

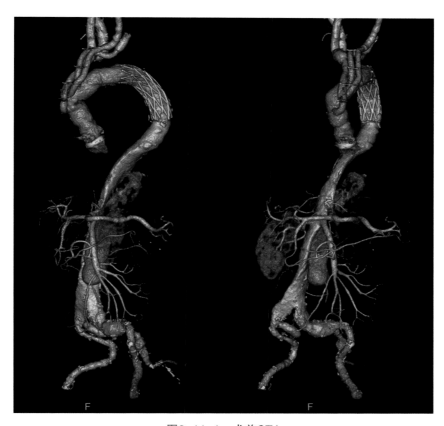

图9-11-1 术前CTA

术后5年复查CT，腹主动脉假腔扩大，直径5.5cm，左肾动脉假腔供血，左髂动脉瘤样扩张

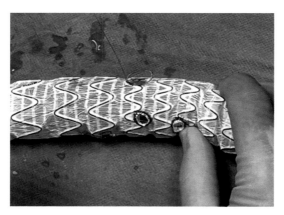

图9-11-2 通过CT数据设计主体支架开窗位置，开窗后，缝合弹簧圈标记窗口位置

完全释放主体支架，再沿各分支导丝前后导入分支支架。退回输送系统，造影显示腹主动脉段夹层完全隔绝，内脏动脉通畅，供血良好（图9-11-4）。

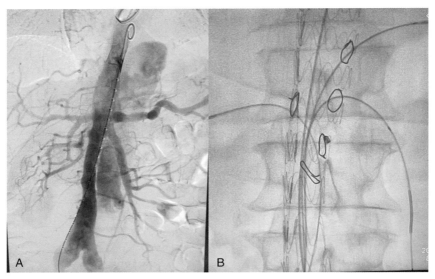

图9-11-3　A.首次腹主动脉造影，显示病变形态；B.半释放主体支架，超选各窗口至内腔动脉

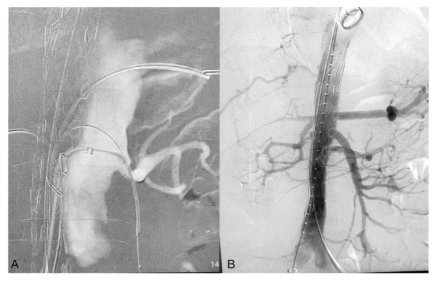

图9-11-4　A.穿破夹层内膜，经假腔超选左肾动脉；B.主体及分支支架释放后造影，腹主动脉夹层完全隔绝，各内脏动脉血流通畅

二、随访资料

患者术后腰痛症状消失，顺利出院，门诊随访治疗。出院4个月时复查主动脉CTA：腹主动脉段支架位置形态正常，各支架通畅，左肾动脉支架周围有少量造影剂渗漏，考虑为支架与窗口连接部位内漏，因分流量不大，继续随访观察（图9-11-5）。

三、体会

A型主动脉夹层多累及主动脉全程，血管置换处理近端破口，可降低主动脉破裂和灌注不良综合征的风险，挽救患者生命，旷置的远端主动脉夹层有不同的重塑状态，最理想的发展结果是假腔全血栓化，分支动脉真腔供血，分支无狭窄闭塞。更多的结果是假腔仍持续存在，假腔内部分血栓形成，内膜细胞覆盖假腔内壁，增生的纤维组织使外膜增厚，主动脉直径可多年稳定不变或以非常缓慢的速度扩大，这类稳定的病例只须继续随访而不需要干预。有些患者表现为负性重塑，假腔或主动脉总直径快速扩大、真腔受压狭窄、新发夹层、分支动脉受累、重要脏器灌注不良等，需要再次手术干预。

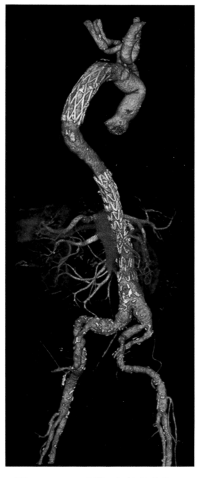

图9-11-5　出院4个月复查CTA

主动脉夹层术后远端血管重塑受多种因素影响。夹层内膜破口的数量和大小可影响重塑。近端内膜破口大、近端破口数量多、远端破口数量少会影响假腔内压力和血流量，导致假腔扩大。假腔内血栓化程度不同也会影响夹层重塑方向。完全血栓化最有利于正性重塑，部分血栓化和完全无血栓形成的假腔多会逐渐扩大。假腔连接的分支动脉越多越容易扩张。患者术后规范治疗高血压和应用β受体阻滞剂控制心率可降低再干预的风险。如果患者有遗传学结缔组织疾病，如马方综合征、Ehlers-Danlos综合征、Erdheim中层坏死或Behcet病等，远端主动脉夹层多会因进展而需要再次手术。在首次手术中应用象鼻支架或限制性支架，有利于扩大支架段动脉真腔，隔绝胸主动脉段破口，促进远端假腔愈合。

夹层术后患者需要定期随访，每12个月复查主动脉CTA或MRI，动态对比主动脉直径、假腔范围、分支动脉供血等情况。如果出现以下情况建议再次干预：夹层动脉瘤形成，直径＞5.5cm；夹层直径快速增大（＞10mm/年）；疼痛无法缓解；夹层破裂或先兆破裂；严重内漏；残余或新发破口导致假腔明显扩张、重要器官缺血；支架感染、断裂等。

再次干预的手段有开放手术、腔内治疗、杂交手术。开放手术包括胸腹主动脉置换、腹主动脉置换及内脏分支动脉重建等，可处置大范围的胸腹主动脉长段病变，但手术创伤大、技术难度高，截瘫风险和死亡率高，国内能独立开展胸腹主动脉置换手术的医院数量不多。腔内治疗的创伤小，更容易被患者接受，随着3D数字重建技术、开窗技术、分支支架开发，腔内治疗被更多地应用于夹层负性重塑的再干预治疗。杂交手术可用于治疗单纯腔内技术难以解决的复杂病变。

参考文献

[1] Erbel R, Aboyans V, Boileau C, et al.2014 ESC Guidelines on the diagnosis and treatment of aortic diseases[J]. Eur Heart J, 2014,35(41): 2873-2926.

[2] Dumfarth J, Peterss S, Luehr M,et al. Acute type A dissection in octogenarians: does emergency surgery impact in-hospital outcome or long-term survival?[J]. Eur J Cardiothorac Surg, 2017, 51(3): 472-477.

[3] Li QG, Yu WD, Ma WG. Large clinical registries for acute aortic dissection: interpretation and comparison of latest results[J]. Zhonghua Wai Ke Za Zhi, 2019, 57(5): 326-330.

[4] Luehr M, Bachet J, Mohr FW, et al. Modern temperature management in aortic arch surgery: the dilemma of moderate hypothermia[j]. Eur J Cardiothorac Surg, 2014, 45(1): 27-39.

[5] Norton EL, Khaja MS, Williams DM, et al. Type A aortic dissection complicated by malperfusion

syndrome[J]. Curr Opin Cardiol, 2019,34(6): 610−615.

[6]　Angeloni E, Benedetto U, Takkenberg JJ,et al. Unilateral versus bilateral antegrade cerebral protection during circulatory arrest in aortic surgery: a meta−analysis of 5100 patients[J]. J Thorac Cardiovasc Surg, 2014,147(1): 60−67.

[7]　Khaladj N, Shrestha M, Meck S, et al. Hypothermic circulatory arrest with selective antegrade cerebral perfusion in ascending aortic and aortic arch surgery: A risk factor analysis for adverse outcome in 501 patients[J]. J Thorac Cardiovasc Surg, 2008, 135(4): 908−914.

[8]　Spielvogel D, Kai M, Tang GH, et al. Selective cerebral perfusion: a review of the evidence[J]. J Thorac Cardiovasc Surg, 2013, 145(3 Suppl):S59−62.

[9]　Inoue Y, Matsuda H, Uchida K, et al. Analysis of acute type A aortic dissection in Japan Registry of Aortic Dissection (JRAD)[J]. Ann Thorac Surg, 2020, 110(3): 790−798.

[10]　Pape LA, Awais M, Woznicki EM, et al. Presentation, diagnosis, and outcomes of acute aortic dissection: 17−year trends from the International Registry of Acute Aortic Dissection[J]. J Am Coll Cardiol, 2015, 66(4): 350−358.

[11]　Ohnuma T, Shinjo D, Fushimi K. Hospital mortality of patients aged 80 and older after surgical repair for type A acute aortic dissection in Japan[J]. Medicine (Baltimore), 2016,95(31): e4408.

[12]　Hata M, Sezai A, Yoshitake I, et al. Midterm outcomes of rapid, minimally invasive resection of acute type A aortic dissection in octogenarians[J]. Ann Thorac Surg, 2010, 89(6): 1860−1864.

[13]　Eranki A, Merakis M, Williams ML, et al. Outcomes of surgery for acute type A dissection in octogenarians versus non−octogenarians: a systematic review and meta analysis[J]. J Cardiothorac Surg, 2022,17(1): 222.

[14]　Tian DH, Chakos A, Hirst L, et al. Surgery for type A intramural hematoma: a systematic review of clinical outcomes[J]. Ann Cardiothorac Surg, 2019,8(5): 518−523.

[15]　Bossone E, LaBounty TM, Eagle KA. Acute aortic syndromes: diagnosis and management, an update[J]. Eur Heart J, 2018, 39(9): 739−749d.

[16]　Maraj R, Rerkpattanapipat P, Jacobs LE, et al. Meta−analysis of 143 reported cases of aortic intramural hematoma[J]. Am J Cardiol, 2000, 86(6): 664−668.

[17]　Kanaan T, Abdelrahman AS, Jaber J, et al. Type A aortic dissection with intramural hematoma: a challenging diagnosis[J]. Cureus, 2023, 15(1): e33300.

[18]　Nazerian P, Morello F, Vanni S, et al. Combined use of aortic dissection detection risk score and D−dimer in the diagnostic workup of suspected acute aortic dissection[J]. Int J Cardiol, 2014, 175(1): 78−82.

[19]　Alomari IB, Hamirani YS, Madera G, et al. Aortic intramural hematoma and its complications[J]. Circulation, 2014, 129(6): 711−716.

[20]　Pecoraro F, Volpe P, Boccalon L, et al. Outcome analysis from a Multicenter Registry on Unibody

Stent−Graft System for the Treatment of Spontaneous Infrarenal Acute Aortic Syndrome (MURUSSIAS Registry)[J]. J Endovasc Ther, 2022,24: 15266028221118507.Epub ahead of print.

[21] Li JR, Ma WG, Chen Y, et al. Total arch replacement and frozen elephant trunk for aortic dissection in aberrant right subclavian artery[J]. Eur J Cardiothorac Surg, 2020,58(1): 104−111.

[22] Ullery BW, Suh GY, Hirotsu K, et al. Geometric deformations of the thoracic aorta and supra−aortic arch branch vessels following thoracic endovascular aortic repair[J]. Vasc Endovascular Surg, 2018, 52(3): 173−180.

[23] Keshavamurthy S, Mick SL, Damasiewicz H, et al. Bovine pericardial wrap for intractable bleeding after graft replacement of the ascending aorta[J]. Ann Thorac Surg, 2015, 100(2): 735−737.

[24] Toole JM, Stroud MR, Ikonomidis JS. Salvage periaortic pericardial baffle equalizes mortality in bleeding patients undergoing aortic surgery[J]. J Thorac Cardiovasc Surg, 2014,148(1): 151−155.

[25] Benedik J, Cerny S, Pavel P. Improved derivation for uncontrolled bleeding in aortic root and arch surgery[J]. Interact Cardiovasc Thorac Surg, 2009, 8(2): 230−231.

[26] Lin TW, Tsai MT, Wu HY. "Mantle−style" modification of Cabrol shunt for hemostasis after extended aortic reconstruction in acute type A aortic dissection[J]. Gen Thorac Cardiovasc Surg, 2019, 67(11): 1001−1005.

[27] Chou H, Chen H, Xie J, et al. Higher incidence of atrial fibrillation in left ventricular−to−right atrial shunt patients[J]. Front Physiol, 2020, 11: 580624.

[28] Sirignano P, Pranteda C, Capoccia L, et al. Retrograde type B aortic dissection as a complication of standard endovascular aortic repair[J]. Ann Vasc Surg, 2015, 29(1): 127.e5−9.

[29] Xiang D, Chai B, Huang J, et al. The impact of oversizing in thoracic endovascular aortic repair on long−term outcomes in uncomplicated type B aortic dissection: a single−center retrospective study[J]. J Endovasc Ther, 2023: 15266028231166282.Epub ahead of print.

[30] Wang L, Zhao Y, Zhang W, et al. Retrograde type A aortic dissection after thoracic endovascular aortic repair: incidence, time trends and risk factors[J]. Semin Thorac Cardiovasc Surg, 2021,33(3): 639−653.

[31] Chen Y, Zhang S, Liu L, et al. Retrograde type A aortic dissection after thoracic endovascular aortic repair: a systematic review and meta−analysis[J]. J Am Heart Assoc, 2017, 6(9):e004649.

[32] Ishibashi K, Motokawa M. Total arch and descending aorta replacement for retrograde type A aortic dissection after endovascular stent graft replacement for complicated type B aortic dissection[J]. Cureus, 2019, 11(6): e5017.

[33] Charlton−Ouw KM, Sandhu HK, Leake SS, et al. Need for limb revascularization in patients with acute aortic dissection is associated with mesenteric ischemia[J]. Ann Vasc Surg, 2016, 36: 112−120.

[34] Plotkin A, Vares−Lum D, Magee GA, et al. Management strategy for lower extremity malperfusion due to acute aortic dissection[J]. J Vasc Surg, 2021, 74(4): 1143−1151.

[35] Natour AK, Rteil A, Shepard A, et al. Outcomes of patients with acute type A aortic dissection and concomitant lower extremity malperfusion[J]. J Vasc Surg, 2022, 76(3): 631–638.e1.

[36] Zierler RE, Jordan WD, Lal BK, et al. The Society for Vascular Surgery practice guidelines on follow-up after vascular surgery arterial procedures[J]. J Vasc Surg, 2018, 68(1): 256–284.

[37] Greenberg RK, Clair D, Srivastava S, et al. Should patients with challenging anatomy be offered endovascular aneurysm repair? [J].J Vasc Surg, 2003, 38(5): 990–996.

[38] Criado FJ, Barnatan MF, Rizk Y, et al. Technical strategies to expand stent-graft applicability in the aortic arch and proximal descending thoracic aorta[J]. J Endovasc Ther, 2002, 9(Suppl 2): II 32–38.

[39] Lindblad B, Bin Jabr A, Holst J, et al. Chimney grafts in aortic stent grafting: hazardous or useful technique? Systematic review of current data[J]. Eur J Vasc Endovasc Surg, 2015, 50(6): 722–731.

[40] Ahmad W, Mylonas S, Majd P, et al. A current systematic evaluation and meta-analysis of chimney graft technology in aortic arch diseases[J]. J Vasc Surg, 2017, 66(5): 1602–1610.e2.

[41] Zhao Y, Feng J, Yan X, et al. Outcomes of the chimney technique for endovascular repair of aortic dissection involving the arch branches[J]. Ann Vasc Surg, 2019, 58: 238–247.e3.

[42] Huang W, Ding H, Jiang M, et al. Outcomes of chimney technique for aortic arch diseases: a single-center experience with 226 cases[J].Clin Interv Aging, 2019, 14: 1829–1840.

[43] Ding H, Liu Y, Xie N, et al. Outcomes of chimney technique for preservation of the left subclavian artery in type B aortic dissection[J]. Eur J Vasc Endovasc Surg, 2019, 57(3): 374–381.

[44] Ullery BW, Tran K, Itoga NK, et al. Natural history of gutter-related type I a endoleaks after snorkel/chimney endovascular aneurysm repair[J]. J Vasc Surg, 2017, 65(4): 981–990.

[45] Mangialardi N, Serrao E, Kasemi H, et al. Chimney technique for aortic arch pathologies: an 11-year single-center experience[J]. J Endovasc Ther, 2014, 21(2): 312–323.

[46] Canaud L, Ozdemir BA, Patterson BO, et al. Retrograde aortic dissection after thoracic endovascular aortic repair[J]. Ann Surg, 2014, 260(2): 389–395.

[47] Shahverdyan R, Gawenda M, Brunkwall J. Triple-barrel graft as a novel strategy to preserve supra-aortic branches in arch-TEVAR procedures: clinical study and systematic review[J]. Eur J Vasc Endovasc Surg, 2013, 45(1): 28–35.

[48] Guo B, Guo D, Chen B, et al. Endovascular outcomes in aortic arch repair with double and triple parallel stent grafts[J]. J Vasc Interv Radiol, 2020, 31(12): 1984–1992.e1.

[49] Anwar MA, Hamady M. Various Endoluminal approaches available for treating pathologies of the aortic arch[J]. Cardiovasc Intervent Radiol, 2020, 43(12): 1756–1769.

[50] Tanaka A, Estrera A. Endovascular treatment options for the aortic arch[J]. Cardiol Clin, 2017, 35(3): 357–366.

[51] Glorion M, Coscas R, McWilliams RG, et al. A comprehensive review of in situ fenestration of aortic endografts[J]. Eur J Vasc Endovasc Surg, 2016, 52(6): 787–800.

[52] Bisdas T, Donas KP, Bosiers MJ, et al. Custom-made versus off-the-shelf multibranched endografts for endovascular repair of thoracoabdominal aortic aneurysms[J]. J Vasc Surg, 2014, 60(5): 1186–1195.

[53] Starnes BW, Tatum B, Singh N. Procedural and perioperative results in patients treated with fenestrated endovascular aneurysm repair planned by automated software in a physician-sponsored investigational device exemption trial of physician-modified endografts[J]. J Vasc Surg, 2018, 68(5): 1297–1307.

[54] Huang J, Li G, Wang W, et al. 3D printing guiding stent graft fenestration: A novel technique for fenestration in endovascular aneurysm repair[J]. Vascular, 2017, 25(4): 442–446.

[55] Chen Z, Fu D, Liu C, et al. Risk factors for target vessel endoleaks after physician-modified fenestrated or branched endovascular aortic arch repair: A retrospective study[J]. Front Cardiovasc Med, 2023, 10: 1058440.

[56] Chung J, Kasirajan K, Veeraswamy RK, et al. Left subclavian artery coverage during thoracic endovascular aortic repair and risk of perioperative stroke or death[J]. J Vasc Surg, 2011, 54(4): 979–984.

[57] Rizvi AZ, Murad MH, Fairman RM, et al. The effect of left subclavian artery coverage on morbidity and mortality in patients undergoing endovascular thoracic aortic interventions: a systematic review and meta-analysis[J]. J Vasc Surg, 2009, 50(5): 1159–1169.

[58] Teixeira PG, Woo K, Beck AW, et al. Association of left subclavian artery coverage without revascularization and spinal cord ischemia in patients undergoing thoracic endovascular aortic repair: A Vascular Quality Initiative® analysis[J]. Vascular, 2017, 25(6): 587–597.

[59] Upchurch GR Jr, Escobar GA, Azizzadeh A, et al. Society for Vascular Surgery clinical practice guidelines of thoracic endovascular aortic repair for descending thoracic aortic aneurysms[J]. J Vasc Surg, 2021, 73(1s): 55s–83s.

[60] Bartos O, Mustafi M, Andic M, et al. Carotid-axillary bypass as an alternative revascularization method for zone Ⅱ thoracic endovascular aortic repair[J]. J Vasc Surg, 2020, 72(4): 1229–1236.

[61] Li HL, Chan YC, Jia HY, et al. Methods and clinical outcomes of in situ fenestration for aortic arch revascularization during thoracic endovascular aortic repair[J]. Vascular, 2020, 28(4): 333–341.

[62] Yao S, Chen X, Liao Y, et al. Systematic review and meta-analysis of type B aortic dissection involving the left subclavian artery with a Castor stent graft[J]. Front Cardiovasc Med, 2022, 9: 1052094.

[63] Dohle DS, Tsagakis K, Janosi RA, et al. Aortic remodelling in aortic dissection after frozen elephant trunk[J]. Eur J Cardiothorac Surg, 2016, 49(1): 111–117.

[64] van Rijswijk RE, Jebbink EG, Zeebregts CJ, et al. A systematic review of anatomic predictors of abdominal aortic aneurysm remodeling after endovascular repair[J]. J Vasc Surg, 2022, 75(5): 1777–

1785.

[65] Lee SJ, Kang WC, Ko YG, et al. Aortic remodeling and clinical outcomes in type B aortic dissection according to the timing of thoracic endovascular aortic repair[J]. Ann Vasc Surg, 2020, 67: 322–331.

[66] Yu B, Li T, Liu H. Retrospective analysis of factors associated with aortic remodeling in patients with Stanford type B aortic dissection after thoracic endovascular aortic repair[J]. J Cardiothorac Surg, 2021, 16(1): 190.

[67] Tsai MT, Wu HY, Roan JN, et al. Effect of false lumen partial thrombosis on repaired acute type A aortic dissection[J]. J Thorac Cardiovasc Surg, 2014, 148(5): 2140–2146.e3.

[68] Chang H, Rockman CB, Ramkhelawon B, et al. Beta-blocker use after thoracic endovascular aortic repair is associated with improved aortic remodeling by promoting complete false lumen thrombosis[J]. J Vasc Surg, 2022, 75(6):1477–1485.e2.

[69] Chen Y, Ma WG, Zhi AH, et al. Fate of distal aorta after frozen elephant trunk and total arch replacement for type A aortic dissection in Marfan syndrome[J]. J Thorac Cardiovasc Surg, 2019, 157(3): 835–849.

[70] Kuroda Y, Uchida T, Ohba E, et al. Aortic remodelling effect of the frozen elephant trunk technique on Stanford type A acute aortic dissection[J]. Interact Cardiovasc Thorac Surg, 2021, 32(5): 789–791.

[71] Xue Y, Ge Y, Ge X, et al. Association between extent of stent-graft coverage and thoracic aortic remodeling after endovascular repair of type B aortic dissection[J]. J Endovasc Ther, 2020, 27(2): 211–220.